SÉRIE SUSTENTABILIDADE

Segurança e Alimento

Blucher

SÉRIE SUSTENTABILIDADE

JOSÉ GOLDEMBERG
Coordenador

Segurança e Alimento

VOLUME 2

BERNADETTE D. G. M. FRANCO
SILVIA M. FRANCISCATO COZZOLINO

Segurança e alimento
© 2010 Bernadette D. G. M. Franco
    Silvia M. Franciscato Cozzolino
Editora Edgard Blücher Ltda.

Blucher

Rua Pedroso Alvarenga, 1.245, 4º andar
04531-012 – São Paulo – SP – Brasil
Tel.: 55 (11) 3078-5366
editora@blucher.com.br
www.blucher.com.br

Segundo Novo Acordo Ortográfico, conforme 5. ed. do *Vocabulário Ortográfico da Língua Portuguesa*, Academia Brasileira de Letras, março de 2009.

É proibida a reprodução total ou parcial por quaisquer meios, sem autorização escrita da Editora.

Todos os direitos reservados pela
Editora Edgard Blücher Ltda.

Ficha Catalográfica

Franco, Bernadette D. G. M.
  Segurança e alimento / Bernadette D. G. M. Franco, Silvia M. Franciscato Cozzolino
-- São Paulo: Blucher, 2010. --
  (Série sustentabilidade;
  v.2 / José Goldemberg, coordenador)

Bibliografia.
ISBN 978-85-212-0576-0

1. Alimentos - Contaminação 2. Alimentos - Manuseio 3. Cuidados de saúde 4. Doenças causadas pela nutrição 5. Serviços de nutrição - Higiene I. Cozzolino, Silvia M. Franciscato. II. Goldemberg, José. III. Título. IV. Série.

10-12160   CDD-613.2

Índices para catálogo sistemático:
1. Alimentos: Segurança: Promoção da saúde: Ciências médicas   613.2

Apresentação

Prof. José Goldemberg
Coordenador

O conceito de desenvolvimento sustentável formulado pela Comissão Brundtland tem origem na década de 1970, no século passado, que se caracterizou por um grande pessimismo sobre o futuro da civilização como a conhecemos. Nessa época, o Clube de Roma – principalmente por meio do livro *The limits to growth* [*Os limites do crescimento*] – analisou as consequências do rápido crescimento da população mundial sobre os recursos naturais finitos, como havia sido feito em 1798, por Thomas Malthus, em relação à produção de alimentos. O argumento é o de que a população mundial, a industrialização, a poluição e o esgotamento dos recursos naturais aumentavam exponencialmente, enquanto a disponibilidade dos recursos aumentaria linearmente. As previsões do Clube de Roma pareciam ser confirmadas com a "crise do petróleo de 1973", em que o custo do produto aumentou cinco vezes, lançando o mundo em uma enorme crise financeira. Só mudanças drásticas no estilo de vida da população permitiriam evitar um colapso da civilização, segundo essas previsões.

A reação a essa visão pessimista veio da Organização das Nações Unidas que, em 1983, criou uma Comissão presidida pela Primeira Ministra da Noruega, Gro Brundtland, para analisar o problema. A solução proposta por essa Comissão em seu relatório final, datado de 1987, foi a de recomendar um padrão de uso de recursos naturais que atendesse às atuais necessidades da humanidade, preservando o meio ambiente, de modo que as futuras gerações poderiam também atender suas necessidades. Essa é uma visão mais otimista que a visão do Clube de Roma e foi entusiasticamente recebida.

Como consequência, a Convenção do Clima, a Convenção da Biodiversidade e a Agenda 21 foram adotadas no Rio de Janeiro, em 1992, com recomendações abrangentes sobre o novo tipo de desenvolvimento sustentável. A Agenda 21, em particular, teve uma enorme influência no mundo em todas as áreas, reforçando o movimento ambientalista.

Nesse panorama histórico e em ressonância com o momento que atravessamos, a Editora Blucher, em 2009, convidou pesquisadores nacionais para preparar análises do impacto do conceito de desenvolvimento sustentável no Brasil, e idealizou a *Série Sustentabilidade*, assim distribuída:

1. **População e Ambiente: desafios à sustentabilidade**
   Daniel Joseph Hogan/Eduardo Marandola Jr./Ricardo Ojima
2. **Segurança e Alimento**
   Bernadette D. G. M. Franco/Silvia M. Franciscato Cozzolino
3. **Espécies e Ecossistemas**
   Fábio Olmos
4. **Energia e Desenvolvimento Sustentável**
   José Goldemberg
5. **O Desafio da Sustentabilidade na Construção Civil**
   Vahan Agopyan/Vanderley Moacyr John
6. **Metrópoles e o Desafio Urbano Frente ao Meio Ambiente**
   Marcelo de Andrade Roméro/Gilda Collet Bruna
7. **Sustentabilidade dos Oceanos**
   Sônia Maria Flores Gianesella/Flávia Marisa Prado Saldanha-Corrêa
8. **Espaço**
   José Carlos Neves Epiphanio/Evlyn Márcia Leão de Moraes Novo/Luiz Augusto Toledo Machado
9. **Antártica e as Mudanças Globais: um desafio para a humanidade**
   Jefferson Cardia Simões/Carlos Alberto Eiras Garcia/Heitor Evangelista/Lúcia de Siqueira Campos/Maurício Magalhães Mata/Ulisses Franz Bremer
10. **Energia Nuclear e Sustentabilidade**
    Leonam dos Santos Guimarães/João Roberto Loureiro de Mattos

O objetivo da *Série Sustentabilidade* é analisar o que está sendo feito para evitar um crescimento populacional sem controle e uma industrialização predatória, em que a ênfase seja apenas o crescimento econômico, bem como o que pode ser feito para reduzir a poluição e os impactos ambientais em geral, aumentar a produção de alimentos sem destruir as florestas e evitar a exaustão dos recursos naturais por meio do uso de fontes de energia de outros produtos renováveis.

Este é um dos volumes da *Série Sustentabilidade*, resultado de esforços de uma equipe de renomados pesquisadores professores.

Referências bibliográficas

MATTHEWS, Donella H. et al. *The limits to growth*. New York: Universe Books, 1972.

WCED. *Our common future*. Report of the World Commission on Environment and Development. Oxford: Oxford University Press, 1987.

Prefácio

Bernadette D. G. M. Franco
Silvia M. Franciscato Cozzolino

Prezados leitores, esta monografia foi elaborada com o objetivo de se tornar um material de referência para consulta relacionada a alimentos e sua segurança, tanto voltada aos aspectos dos seus perigos quanto de sua importância nutricional. Aborda os principais aspectos destas vertentes, discutindo, na parte 1 – *Inocuidade alimentar*, com detalhes sobre os *perigos químicos* naturalmente presentes nos alimentos; dos contaminantes dos alimentos; dos perigos indiretos; e de substâncias alergênicas presentes nos mesmos. Em seguida, trata dos *perigos biológicos* e dos *perigos físicos*, e, para finalizar, discorre sobre estratégias industriais para a garantia de alimentos seguros. Na parte 2 – *Segurança nutricional* – apresenta aspectos de segurança alimentar e nutricional, mostrando a importância de cada componente dos alimentos para a formação, desenvolvimento e manutenção do organismo, incluindo os *Macronutrientes* (proteínas, carboidratos, lipídeos, e fibra alimentar); os *Micronutrientes* (cálcio, ferro, cobre, iodo, zinco, selênio, vitamina A, vitamina D, ácido fólico, vitamina B_{12} e ácido ascórbico); discorre sobre a importância da escolha adequada dos alimentos e de estilos de vida saudáveis para a melhoria das condições de saúde e longevidade da população; e, finalmente, faz um resumo das políticas públicas de alimentação e nutrição atualmente em vigor no Brasil. Dessa forma, esperamos despertar no leitor uma maior conscientização para os problemas que envolvem a segurança alimentar em sua forma mais ampla, ou seja, de garantir o alimento para toda a população em condições adequadas de consumo, tanto em quantidade como em qualidade. Além disso, espera-se também que sirva como guia para escolhas alimentares mais saudáveis, a partir do conhecimento da função de cada um dos componentes dos alimentos (nutrientes e substâncias bioativas) e sua relação com a saúde e redução do risco de doenças. Estas ações, associadas a estilos de vida mais saudáveis, garantirão melhores condições de nutrição e saúde da população, que certamente refletirão no maior desenvolvimento social e econômico do nosso país. O que desejamos é que, em um futuro próximo, o Brasil deixe de ser um país em desenvolvimento e venha a pertencer ao grupo dos países mais desenvolvidos. Boa leitura.

Conteúdo

Introdução, 15

Parte I – Inocuidade alimentar

1 Perigos químicos, 19
- 1.1 Perigos naturalmente presentes nos alimentos, 19
- 1.2 Perigos contaminantes dos alimentos, 22
- 1.3 Perigos indiretos nos alimentos, 26
- 1.4 Substâncias alergênicas em alimentos, 30

2 Perigos biológicos, 33

3 Perigos físicos, 41

4 Estratégias industriais para a garantia de alimentos seguros, 43

Parte II – Segurança nutricional

1 Introdução, 49

2 Alimentos, 53

3 Referênciais para ingestão de nutrientes, 55

4 Macronutrientes, 57
- *4.1* Proteínas, 57
- *4.2* Carboidratos, 58
- *4.3* Lipídeos, 59
- *4.4* Fibra alimentar, 60

5 Micronutrientes, 65
- *5.1* Cálcio, 65
- *5.2* Ferro, 68
- *5.3* Cobre, 72
- *5.4* Zinco, 73
- *5.5* Iodo, 75
- *5.6* Selênio, 79
- *5.7* Vitamina A, 81
- *5.8* Vitamina D, 83
- *5.9* Ácido fólico e vitamina B_{12}, 85
- *5.10* Ácido ascórbico, 88

6 Estilos de vida saudáveis, 91

7 Políticas públicas de alimentação e nutrição, 97

8 Conclusões, 105

Referências bibliográficas e leitura complementar, 107

Não é todo dia que se quer ouvir uma crocante fuga de Bach, ou amar uma linda mulher, mas todos os dias se quer comer. A fome é o único desejo permanente, pois a visão acaba, a audição acaba, o sexo acaba, o poder acaba – mas a fome continua.

Luís Fernando Veríssimo, "A gula".

Introdução

Segundo a Organização Mundial da Saúde (OMS), entende-se como segurança alimentar a condição em que a população, de maneira contínua, tem acesso físico e econômico a um alimento inócuo (seguro), em quantidade e valor nutritivo adequados para satisfazer às exigências alimentares e garantir uma condição de vida saudável e segura. No Brasil, o Conselho Nacional de Segurança Alimentar e Nutricional (Consea), em seus princípios e diretrizes para uma política de Segurança Alimentar e Nutricional (SAN), define: SAN é a realização do direito de todos ao acesso regular e permanente a alimentos de qualidade, em quantidade suficiente, sem comprometer o acesso a outras necessidades essenciais, tendo, como bases, práticas alimentares promotoras de saúde, que respeitem a diversidade cultural e que sejam social, econômica e ambientalmente sustentáveis.

Assim, o conceito segurança alimentar engloba dois componentes distintos: o alimento inócuo, que não causa dano à saúde, e o alimento nutricionalmente adequado, que atende as necessidades de uma condição de vida saudável. Esta monografia é apresentada em duas partes: a primeira aborda o alimento do ponto de vista de sua inocuidade, e a segunda, os aspectos nutricionais.

PARTE I
INOCUIDADE ALIMENTAR

1 Perigos químicos

Os alimentos estão expostos a uma enorme variedade de perigos[1]. Como se trata de um tema muito vasto, este texto apresenta apenas um quadro geral dos perigos mais importantes, devendo o leitor consultar a bibliografia listada ao final do livro para obter informações mais detalhadas.

Os perigos químicos de maior importância em alimentos são os compostos tóxicos naturalmente presentes, os que estão presentes em decorrência de alguma contaminação involuntária, e os indiretos, que aparecem nos alimentos durante a produção ou o processamento industrial. Em algumas circunstâncias, é difícil estabelecer a qual categoria um composto químico detectado em um alimento pertence, visto que um mesmo perigo pode ser colocado em mais de uma categoria.

1.1 Perigos naturalmente presentes nos alimentos

Esses compostos fazem parte da constituição natural dos alimentos e variam quanto à estrutura química, aos alimentos em que são encontrados e ao mecanismo da ação tóxica. Os principais são os glicosídeos cia-

---

[1] Que podem afetar a saúde de quem os consome. Estes perigos podem ser de natureza química, biológica ou física.

nogênicos, os glicosinolatos, os glicoalcaloides, o ácido oxálico e seus sais, as lectinas e o ácido fítico e seus sais.

Os glicosídeos cianogênicos podem ser encontrados em uma grande variedade de plantas utilizadas na alimentação humana. Esses compostos podem liberar cianeto, um potente inibidor enzimático que bloqueia o transporte de oxigênio no metabolismo celular. Esse composto tóxico pode ser formado quando há agressão aos tecidos da planta ou após o processo digestivo normal no trato gastrointestinal. No organismo humano, os glicosídeos cianogênicos são hidrolisados por enzimas produzidas pelas bactérias da microbiota intestinal normal, ou por enzimas – presentes no próprio vegetal ou em outros alimentos, simultaneamente ingeridos – que chegam ativas ao intestino. Os glicosídeos cianogênicos mais conhecidos são a linamarina, encontrada na mandioca, e a amigdalina, encontrada em amêndoas. Na mandioca, esses compostos são na maior parte removidos durante o processamento (cozimento, fritura, torrefação e moagem etc.). Em países africanos, onde a mandioca é um importante componente da dieta, essas intoxicações são mais comuns, bem como sua associação com casos de bócio, cretinismo e neuropatias. No Brasil, as diversas formas de preparo da mandioca garantem um consumo seguro.

Os glicosinolatos, também chamados de glicosídeos tiocianogênicos, são encontrados em uma grande variedade de plantas, sobretudo da família *Cruciferae*, gênero *Brassica*, e podem estar presentes nas raízes, caules, folhas, inflorescências e sementes desses vegetais. Os glicosinolatos são hidrolisados no intestino ou no próprio vegetal quando este é submetido aos procedimentos comuns de preparo de alimentos (maceração, trituração, cozimento etc.), liberando glicose e agliconas, que, por sua vez, produzem tiocianato e isotiocianato, responsáveis pelo sabor picante característico de alimentos como nabo, repolho, couve-flor, brócolis e mostarda. A ingestão frequente desses alimentos por tempo prolongado leva a um aumento no teor plasmático do tiocianato, que inibe a captura de iodo pela tireoide, levando a um quadro de bócio.

Os glicoalcaloides são compostos esteroides presentes em diversas variedades de batatas e causam intoxicação aguda, iniciando-se com dores abdominais, vômitos e diarreia, podendo se agravar causando febre, alucinações, convulsões, paralisia e até a morte. Os glicoalcaloides já foram associados a efeitos teratogênicos. Os glicoalcaloides mais importantes são solanina e chaconina. A toxicidade desses compostos é decorrente de sua capacidade de interagir com membranas celulares que contêm esteróis, causando sua ruptura. Nas variedades modernas de batatas, os teores de glicoalcaloides são muito inferiores aos que causam essas intoxicações. Vale ressaltar que o cozimento de batatas conforme utilizado na culinária e no processamento industrial elimina o risco de intoxicação por glicoalcaloides. No entanto, quando batatas são expostas a fatores de estresse, como lesões decorrentes de agressão, extremos de temperatura, alagamento e seca, bem como manejo inadequado pós-colheita, os níveis de glicolacaloides podem aumentar.

O ácido oxálico e os seus sais (oxalatos), encontrados sobretudo em espinafre, ruibarbo, beterraba, cenoura, feijão, alface e amendoim, são nocivos à saúde humana, podendo provocar intoxicações agudas quando ingeridos em excesso, ou intoxicações crônicas quando ingeridos por longos períodos nas dietas pouco variadas. Os principais sintomas são irritação gástrica acompanhada de ardor, dor, náuseas e vômitos. Os oxalatos ligam-se ao cálcio no sangue, formando oxalato de cálcio, que resulta no aumento da irritabilidade do sistema nervoso central e músculos esqueléticos em virtude da hipocalcemia (baixo teor de cálcio sérico). O oxalato de cálcio formado produz obstrução dos túbulos renais, e os cristais depositados nos ureteres e na bexiga urinária (cálculos renais) causam hematúria e dores.

As lectinas são substâncias tóxicas presentes em vários tipos de cereais como feijão, soja, ervilhas, lentilhas, amendoim, batatas e outros. A maioria das lectinas tem efeitos tóxicos mínimos ou mesmo inexistentes. Outras são mais tóxicas, mas o cozimento normal desses alimentos elimina sua toxicidade. As lectinas não são digeridas pelas enzimas digestivas do trato gastrointestinal humano, e seu acúmulo pode provocar distúrbios como náuseas, vômitos e diarreia. O mecanismo de ação ainda não está bem compreendido.

O ácido fítico e os seus sais (fitatos), encontrados em quantidades muito variáveis em cereais, nozes, legumes e algumas frutas (morangos, figos), interferem na capacidade do intestino em absorver importantes metais como cálcio, magnésio, zinco e cobre, podendo causar deficiência desses compostos. Em regiões geográficas nas quais esses cereais são componentes importantes da dieta, a deficiência de minerais é uma constante preocupação.

1.2 Perigos contaminantes dos alimentos

Neste grupo merecem destaque as micotoxinas produzidas por fungos, os compostos N-nitrosos, as toxinas dos moluscos, os contaminantes ambientais e os metais pesados tóxicos.

Micotoxinas são metabólitos tóxicos secundários produzidos por algumas espécies de fungos que contaminam os alimentos e se multiplicam nesses substratos quando as condições são favoráveis. A temperatura e a umidade ambiente e as características intrínsecas dos alimentos (nutrientes, acidez, presença de antimicrobianos etc.) são os principais fatores que controlam o desenvolvimento de fungos e a produção das micotoxinas nos alimentos. Casos de intoxicação por micotoxinas são conhecidos desde a Idade Média, e hoje há mais de uma centena de substâncias tóxicas diferentes produzidas por diversas espécies de fungos. Alguns fungos são capazes de produzir mais de uma micotoxina.

Os fungos do gênero *Aspergillus* produzem uma grande variedade de micotoxinas. As aflatoxinas, que são as mais estudadas, são comumente encontradas em castanhas e grãos de cereais, sobretudo milho, amendoim e algodão (aflatoxinas B1, B2, G1, G2). Podem ser encontradas também no leite (aflatoxina M), na carne e em ovos, quando o animal consome ração contaminada com fungos produtores de micotoxinas. As aflatoxinas são bastante resistentes ao tratamento térmico, podendo manter grande parte de sua atividade após o processamento industrial e doméstico de alimentos. Sua produção é favorecida pela temperatura de 23 a 26 °C, sendo produzidas em maior quantidade quando a umidade é elevada e quando o alimento é rico em carboidratos, gorduras e proteínas. As aflatoxinas têm propriedades hepatocarcinogênicas, desempenhando atividade tóxica aguda em animais e no homem, sendo que pequenas quantidades são suficientes para causar danos hepáticos e hemorragias no trato gastrointestinal e na cavidade peritoneal.

As ocratoxinas (A e B), também produzidas por *Aspergillus* e causadoras de lesões hepáticas e renais em animais, são frequentemente encontradas em nozes, castanhas, grãos de cereais (cevada, milho, trigo, aveia, soja, arroz, amendoim) e frutas. A esterigmatocistina é outra micotoxina hepatocarcinogênica, com ocorrência em trigo, aveia e café.

Os fungos do gênero *Penicillium*, comuns no ambiente, podem ser produtores de micotoxinas, como patulina, citrinina, citreoviridina e inúmeras outras. A patulina é um problema em produtos derivados de maçãs, pêssegos, uvas, peras e outras frutas contaminadas com o fungo *P. patulinum*, embora outros fungos sejam também capazes de produzir essa micotoxina. Trata-se de outra micotoxina carcinogênica, que causa hemorragias no trato gastrointestinal de animais. A citrinina e a citreoviridina são encontradas em alimentos fermentados que fazem parte da dieta de povos orientais, como o arroz amarelo, cuja cor deriva da produção concomitante de pigmentos pelo fungo. A citrinina é tóxica para os rins de animais, causando glomerulonefrite, e a citreoviridina desencadeia convulsões, paralisia dos membros traseiros, vômitos e problemas respiratórios e cardiovasculares.

Além dessas micotoxinas, merecem destaque as que são produzidas por fungos do gênero *Fusarium*, como os tricotecenos, a zearalenona e as fumonisinas. Os tricotecenos são um grupo de micotoxinas encontradas na cevada, no trigo, no milho, na aveia e no feno, e a mais comum é o deoxinivalenol (DON), também chamado de vomitoxina, por causa de seu efeito no trato gastrointestinal de animais monogástricos. Em humanos, esse grupo de micotoxinas causa náusea, febre, cefaleia e vômitos. A zearalenona é uma micotoxina com propriedades estrogênicas, afetando principalmente suínos, nos quais causa a síndrome estrogênica, caracterizada por útero e vulva edemaciados, atrofia dos ovários e infertilidade. A zearalenona é termoestável e encontrada em vários cereais, como milho, aveia, cevada, trigo, arroz e sorgo. As fumonisinas (B_1 e B_2) são hepatóxicas e nefrotóxicas, afetando sobretudo equinos, nos quais causam uma enfermidade denominada (leucoencefalomalácia equina) Leme, e suínos, em que causam edema pulmonar porcino (EPP). A Leme é fatal, por ação nos hemisférios cerebrais, e os animais apresentam hiperexcitabilidade, enfurecimento, ataxia, cegueira, paralisia, depressão e parada cardíaca. As fumonisinas são encontradas no milho, no trigo e em outros cereais.

Os compostos N-nitrosos compreendem uma grande variedade de substâncias, sendo as mais importantes as nitrosaminas e as nitrosamidas. Esses dois compostos são resultantes da reação química entre grupamentos aminas, amidas ou aminoácidos com agentes nitrosantes em meio ácido ou neutro, em condições adequadas de temperatura. Os agentes nitrosantes estão presentes principalmente no ar, na forma de óxido de nitrogênio; no organismo humano, na forma de nitritos endógenos; nos alimentos, na forma de nitritos resultantes da ação de bactérias do alimento sobre nitratos, e nos alimentos que contêm nitritos e nitratos, que são aditivos tecnológicos que servem para a inibição da bactéria causadora do botulismo (*Clostridium botulinum*) e a estabilização da cor vermelha de produtos cárneos. Os nitratos podem estar presentes naturalmente em alimentos de origem vegetal e animal e na água. As nitrosaminas têm grande potencial carcinogênico, sendo o fígado, rins, pulmões e esôfago os principais órgãos-alvo. As nitrosaminas são encontradas em carnes curadas e defumadas, peixes e seus derivados (sobretudo os defumados), em leite em pó, certos queijos (gruyère, emmental, prato, gouda, parmesão e provolone), bebidas alcoólicas fermentadas ou destiladas, vegetais em conserva (picles) e especiarias.

Os moluscos (ostras, mariscos, mexilhões, vieiras) podem conter uma variedade de toxinas: toxinas neurotóxicas (NSP), toxinas diarreicas (DSP), toxinas paralisantes (PSP), toxinas amnésicas (ASP) e toxina ciguatera (CFP). A toxina paralisante mais importante é a saxitoxina e seus derivados. Essas toxinas não são produzidas pelos moluscos, mas retiradas do ambiente. Quando as condições ambientais são favoráveis (nutrientes, temperatura, luz solar), as algas produtoras dessas toxinas multiplicam-se de modo descontrolado, formando as "marés"[2]. Os moluscos, que se alimentam por meio da filtração de grandes volumes de água, acumulam em seu interior essas algas, que chegam a atingir níveis perigosos. As toxinas persistem nos moluscos por várias semanas, e são destruídas apenas em parte pela cocção. Portanto, a descontaminação não é muito eficiente, e a prevenção dessas intoxicações só é possível por meio do monitoramento da qualidade da água de cultivo ou de coleta de moluscos.

Entre os contaminantes ambientais, deve ser destacada a dioxina, os PCB (policloretos de bifenila) e os HAP (hidrocarbonetos aromáticos policíclicos), todos com atividade carcinogênica. A dioxina e os PCB são produtos secundários da combustão e de alguns processos industriais. Embora bastante controlados pelas autoridades, esses compostos estão presentes no ambiente, onde permanecem por longos períodos e contaminam os alimentos, sobretudo aqueles ricos em gordura (peixes,

---

[2] Como a "maré vermelha", onde há um cfescimento descontrolado de microalgas dinoflageladas com pigmentação avermelhada.

carne e leite). Os HAP são formados principalmente em processos de combustão incompleta de matérias orgânicas (petróleo, carvão e outros) e encontram-se na natureza como contaminantes de solo, ar e alimentos. O HAP de maior relevância é o benzopireno. Os alimentos podem contaminar-se com HAP por meio da exposição ambiental, por meio da migração, a partir de embalagens, e durante o processamento térmico, como defumação, fritura e grelhagem. Embora seja comum em frutas, vegetais e cereais, as concentrações são baixas. No entanto, carnes defumadas podem ter índices elevados de HAP, principalmente se forem derivadas de animais provenientes de áreas contaminadas. Os pescados podem contaminar-se quando há derramamento de óleo na água. O aquecimento excessivo de óleo ou de alimentos ricos em gordura pode resultar em níveis elevados de HAP nesses produtos.

Metais pesados recebem essa denominação porque tem massa atômica elevada. Esses metais são tóxicos mesmo em baixas quantidades, representando, portanto, um perigo à saúde. Considera-se metal tóxico todo aquele que pertence a um grupo de elementos que não possui características benéficas e nem essenciais para o organismo humano, produzindo efeitos danosos para as funções metabólicas normais, mesmo quando presentes em baixíssimas quantidades. Vale ressaltar, no entanto, que mesmo metais essenciais, quando ingeridos em quantidades acima do nutricionalmente desejável, podem tornar-se nocivos. A concentração de metais nos alimentos, qualquer que seja sua origem, depende das condições ambientais onde o alimento foi produzido, das técnicas de processamento e das condições de armazenamento. Os metais contaminantes de alimentos de maior relevância são chumbo, arsênico, cádmio e mercúrio.

Intoxicações graves por chumbo incluem efeitos decorrentes da ação no sistema nervoso central e no sistema renal, onde ele provoca lesão tubular e nefropatia. O chumbo pode estar presente em alimentos e bebidas, em decorrência da contaminação ambiental de culturas agrícolas (fertilizantes e praguicidas no solo e na atmosfera) e do processamento industrial (embalagens). Alguns fatores individuais e da dieta podem influenciar a absorção do chumbo no trato gastrointestinal, mas de modo geral a absorção do chumbo presente nos alimentos é inferior a 10%, sendo o restante eliminado com as fezes. Felizmente, as intoxicações por chumbo são cada vez menos frequentes em virtude da legislação rigorosa no seu emprego industrial.

O arsênico é um metal amplamente encontrado na natureza (solo, rochas, água) e faz parte da composição da crosta terrestre. A fonte alimentar mais importante na contaminação por arsênico são os alimentos de origem marinha, como os peixes e os mariscos. Outros alimentos podem conter arsênico, mas os dados da literatura indicam que a concentração é sempre baixa. O arsênico inorgânico é teratogênico, mutagênico e cancerígeno, afetando sobretudo a pele. Os sinais típicos de intoxicação crônica são melanose, queratose e descamação da pele. Podem ocorrer alterações hematológicas (anemia, leucopenia) e alterações hepáticas. Entre 91% e 94% do arsênico nos alimentos é absorvido pelo trato gastrointestinal. De uma maneira geral, a ingestão de arsênico pela população é muito baixa.

O cádmio é um metal pesado encontrado no ambiente, sendo os alimentos a principal fonte para indivíduos não fumantes, já que a fumaça do tabaco é uma fonte importante desse metal. Os miúdos (rins e fígado) utilizados como alimentos são os que têm níveis mais altos de cádmio. Frutos do mar e peixes acumulam o cádmio que é retirado da água, e vegetais retiram cádmio do solo, ligando-se a proteínas. Sua absorção pelo organismo humano é baixa, mas é retido no fígado e nos rins, onde se acumula, podendo causar disfunção renal. A exposição ao cádmio está associada a um risco maior de câncer nos pulmões, no endométrio, na bexiga e nas mamas.

O mercúrio é encontrado naturalmente no ambiente e liberado no ar pela poluição industrial. Pode se acumular em rios e oceanos. Na água, se transforma em metilmercúrio, sendo absorvido por peixes grandes, como atum, peixe-espada, tubarão e cavala, que vivem mais e, por isso, acumulam mais mercúrio no organismo. A ação tóxica do mercúrio é consequência de sua afinidade por grupamentos sulfidrila de proteínas e enzimas, afetando principalmente o sistema renal (nefropatia mercurial).

1.3 Perigos indiretos nos alimentos

Os perigos indiretos englobam uma ampla variedade de compostos, e aqui receberão algum destaque os chamados **promotores de crescimento**, os defensivos (pesticidas, antiparasitários, inseticidas, fungicidas), os aditivos alimentares, os contaminantes advindos do processamento industrial e os contaminantes migrantes de embalagens.

Os **promotores de crescimento** são assim chamados porque promovem o rápido crescimento e a engorda de animais produtores de alimentos, de maneira direta ou indireta. Esse grupo de compostos é bastante variável em termos de natureza química e ação biológica, mas os mais importantes são os hormônios e os antibióticos (agentes quimioterápicos e anti-infecciosos).

Enquanto hormônios são essenciais para o bom funcionamento do organismo humano e de animais, quantidades excessivas ou a ausência deles podem trazer consequências graves à saúde. O uso de hormônios promotores do crescimento em animais é bastante controvertido, sendo permitido em alguns países e proibido em outros. O seu objetivo é aumentar a massa muscular dos animais, com redução no teor de gordura, aumentando o rendimento e reduzindo o custo do produto final para o consumidor. Os principais são os hormônios androgênicos, os estrogênicos e os progestogênicos.

Os corticosteroides são usados na prática veterinária para o tratamento de processos inflamatórios dos animais, principalmente mastite e cetose bovina. Os mais utilizados são os glicocorticoides sintéticos, que têm atividade anabolizante. O mecanismo de ação desses compostos ainda não é bem compreendido.

Os defensivos agrícolas, utilizados para proteger plantações e animais de agentes agressores indesejáveis (insetos, roedores, nematoides, fungos e ervas daninhas), podem ser tóxicos às plantas, aos animais e ao homem. Alguns são tão tóxicos que podem levar à morte, e outros podem, com uma exposição mínima, provocar o desencadeamento de vários sintomas, como irritação de pele, olhos, nariz e boca. Os defensivos podem adentrar o organismo humano pela pele, que é a via mais comum, por inalação ou por via oral, por meio do consumo de água e alimentos contendo quantidades acima do tolerável desses compostos. De acordo com a permanência no ambiente, os defensivos pertencem a três categorias: os não persistentes (ou ligeiramente residuais), como os organofosforados, carbamatos e piretroides; os moderadamente persistentes (ou moderadamente residuais), como os herbicidas derivados da ureia; e os persistentes (ou altamente residuais), como os inseticidas organoclorados. A toxicidade dos defensivos é assunto de constante estudo, mas sabe-se que os casos agudos de intoxicação envolvem trabalhadores das indústrias de fabricação, formulação e distribuição do produto, além dos aplicadores e dos indivíduos que trabalham na lavoura.

Os defensivos que interessam, por contaminarem os alimentos, são os inseticidas (inorgânicos e orgânicos), os fungicidas e os herbicidas. Entre os inseticidas inorgânicos mais utilizados estão a fosfina e o enxofre, e, entre os orgânicos, as piretrinas e os derivados sintéticos denominados piretroides (bifenato, cipermetrina, fenvalerato, esfenvalerato, deltametrina e permetrina). Em virtude das baixas concentrações das formulações aplicadas na agricultura e da rápida degradação no ambiente, resíduos em alimentos, quando presentes, costumam ser baixos. Os inseticidas de maior relevância como contaminantes de alimentos são os organoclorados (DDT e outros), hoje não mais permitidos para uso em aplicação direta na agricultura, em virtude da elevada neurotoxicidade e prolongada permanência no meio ambiente. Os fungicidas de maior relevância são o enxofre, os compostos derivados do cobre (óxido cuproso, hidróxido de cobre, oxicloreto de cobre) e os ditiocarbamatos, todos seguros se aplicados nas doses recomendadas. Os herbicidas (desfolhantes, dessecantes e reguladores de crescimento) são bastante utilizados, apesar das propriedades mutagênicas, carcinogênicas e teratogênicas. A intoxicação por meio de alimentos é rara e, por isso, pouco relevante.

Aditivos alimentares, empregados para corrigir deficiências de um ou mais nutrientes no alimento, ou para conferir características sensoriais (cor, aparência, consistência, palatabilidade) ou ainda para aumentar a estabilidade dos alimentos (conservantes), nem sempre são isentos de atividade tóxica. Para uso em alimentos, esses aditivos necessitam ser *generally recognized as safe* (Gras), ou seja, seguros para uso humano quando utilizados nas quantidades preconizadas pelas boas práticas de fabricação de alimentos. A fortificação de alimentos com vitaminas, aminoácidos, sais minerais, fibras e outras substâncias ainda é alvo de grandes discussões porque, ao mesmo tempo em que esses elementos conferem vantagens nutricionais e solução de deficiências crônicas, apresentam um risco intrínseco quando utilizados em excesso. Os realçadores de sabor, como o glutamato monossódico e os edulcorantes como ciclamatos, aspartame, sacarina, acessulfame, esteviosídeos e sucralose, são bastante utilizados pela indústria alimentícia, não havendo, no entanto, unanimidade quanto aos benefícios que possam trazer. Os ciclamatos, por exemplo, são banidos em alguns países (Canadá e Grã-Bretanha, por exemplo), mas permitidos em outros (o Brasil, por exemplo).

O processamento de alimentos, feito de maneira adequada, garante a produção de alimentos seguros para consumo. Entretanto, alguns compostos inesperados podem ser formados. Além dos HAP (hidrocarbonetos aromáticos policíclicos) já citados, um dos mais importantes é a acrilamida, sabidamente carcinogênica. A acrilamida é produzida durante o tratamento térmico de alguns alimentos em temperatura acima de 120 °C), sobretudo durante fritura. O cozimento não resulta em produção desse composto. Os alimentos com alto teor de amido, como batatas (*chips* e fritas), café, *snacks*, cereais torrados, pão e produtos de panificação, são os mais susceptíveis. Outros dois compostos tóxicos carcinogênicos formados durante o processamento de alimentos são o 3-monocloropropano-1,2-diol (MCPD), encontrado em carnes e peixes curados e cozidos, queijos, pão, torradas, extrato de malte e produtos de panificação, e também em invólucros de alimentos (salsichas e linguiças, por exemplo), e os furanos, encontrados em alimentos enlatados e engarrafados, e em conservas, como sopas, molhos, massas e alimentos infantis.

De modo geral, as embalagens utilizadas no acondicionamento de alimentos são seguras, pois seus componentes são inócuos. Mas, apesar do rigoroso controle exigido pelos órgãos fiscalizadores, há situações em que pode ocorrer a migração de substâncias prejudiciais a saúde ou que afetam a qualidade do produto (sabor, textura, aparência). A maioria das embalagens de alimentos de aplicação industrial é produzida com resinas termoplásticas, com grande versatilidade quanto à composição química, às características físicas, e às aplicações. A esse grupo pertencem o polietileno, o polipropileno, o poliestireno, o policloreto de vinila (PVC) e o politereftalato de etileno (PET). O polietileno é produzido a partir do gás etileno, que, polimerizado, adquire estrutura tridimensional, podendo ser de baixa ou de alta densidade. As ramificações no polímero são responsáveis pela variação em suas propriedades como densidade, dureza, flexibilidade, viscosidade e transparência. O polipropileno é obtido por polimerização do propileno, dando origem a diferentes polímeros com diferentes características. O poliestireno é uma resina sintética obtida pela polimerização do estireno, que tem diversos derivados (poliestireno expandido, poliestireno de alto impacto, estireno-acrilonitrila – SAN –, acrilonitrila-butadieno-estireno – ABS). Os plásticos vinílicos (PVC) são polímeros do cloreto de vinila, processados após a mistura com aditivos (plastificantes, estabilizantes, lubrificantes e pigmentos), sendo os de maior versatilidade no mercado. O

PET é um copolímero do ácido tereftálico e etilenoglicol. Os aspectos toxicológicos das resinas plásticas estão relacionados com a presença de monômeros – quando a polimerização não é feita corretamente – que podem migrar para o alimento. A migração depende da composição e da espessura da resina, das características do alimento (acidez, teor lipídico e teor alcoólico no caso de bebidas), da temperatura e do tempo de contato, da relação superfície/volume do alimento e das demais condições do acondicionamento (vácuo, atmosfera modificada etc.). O cloreto de vinila é um carcinógeno para humanos e animais, sendo o fígado o principal órgão atingido. O estireno, ao ser biotransformado no organismo, forma epóxidos, que têm atividade carcinogênica. A acrilonitrila, empregada na fabricação de ABS e SAN, é biotransformada no organismo em cianeto tóxico, e pode induzir efeitos teratogênicos e embriotóxicos quando em altas doses. O ácido tereftálico também tem potencial genotóxico. Entre os aditivos utilizados na fabricação dessas embalagens, merecem destaque, sob o ponto de vista toxicológico, os corantes, por causa dos metais pesados em sua composição (chumbo e cádmio, principalmente).

O estanho está presente na folha-de-flandres, utilizada na embalagem de alimentos enlatados. Trata-se de um material laminado estanhado composto por ferro e aço de baixo teor de carbono, revestido com estanho. Sabe-se que o estanho é um composto seguro, mas sua ingestão em quantidades elevadas (acima de 250 µg/g) causa problemas gastrointestinais, o que pode ocorrer quando as latas de alimentos têm falhas no revestimento interno, cuja finalidade é proteger o ferro e evitar a corrosão.

1.4 Substâncias alergênicas em alimentos

As substâncias nos alimentos capazes de provocar reações alérgicas são, em geral, proteínas pertencentes a duas categorias: na primeira estão as que induzem reações adversas de base imunológica, como as mediadas por imunoglobulinas E (IgE) e a doença celíaca (ou síndrome de intolerância ao glúten), que envolve um mecanismo de imunidade celular. À outra categoria pertencem as reações de intolerância sem o envolvimento do sistema imune, como as reações alérgicas à histamina e outras aminas encontradas em alimentos, e a intolerância à lactose, na qual os indivíduos não têm a enzima (lactase) responsável pela metabolização desse açúcar no intestino. Na verdade, a alergia a alimentos é um problema bem mais amplo, pois envolve aspectos psicológicos e respostas específicas a não alérgenos.

As alergias mediadas por imunoglobulinas E (IgE) iniciam-se na infância, na fase de sensibilização. O alérgeno dispara uma sequência de eventos, levando à resposta imune envolvendo leucócitos Th2 e produção de imunoglobulinas específicas do tipo IgE. Uma vez sensibilizado, a exposição do indivíduo ao agente desencadeia a reação alérgica. As alergias da infância normalmente cessam ao se atingir a idade adulta, mas algumas permanecem por toda a vida, como as alergias a amendoim, a nozes e a frutos do mar. As reações alérgicas podem ser causadas por quantidades muito pequenas de alérgenos e variam desde um ligeiro desconforto (vermelhidão da pele e coceira) até choque anafilático (dificuldade respiratória, queda brusca de pressão e edema de glote), perda da consciência e morte. Não há cura para reações alérgicas ou intolerância a alimentos, cabendo ao consumidor o cuidado de não ingerir alimentos alergênicos e, à indústria alimentícia, fornecer informação nos rótulos acerca da possível presença de substâncias alergênicas nos produtos de sua fabricação. Admite-se que os principais alimentos potencialmente alergênicos são cereais que contêm glúten (trigo, centeio, cevada e aveia), crustáceos (caranguejo, camarão, lagosta), ovos, pescados (perca, linguado, bacalhau), amendoim, soja, leite, nozes (amêndoas, avelãs, caju, nozes pecan, castanha-do-pará e macadâmia), aipo, mostarda, gergelim, dióxido de enxofre e sulfitos, tremoço, moluscos e todos os respectivos derivados.

2 Perigos biológicos

Os perigos biológicos representam um grande risco à população, em virtude da rapidez com que desencadeiam seus efeitos deletérios. Nesse grupo estão os microrganismos causadores de doenças (bactérias, bolores, leveduras e vírus), assim como as toxinas microbianas e os parasitas. É importante ressaltar que, excetuando-se os alimentos esterilizados, os demais têm uma vasta e variada microbiota natural não prejudicial para estes alimentos ou para o consumidor.

A lista de microrganismos veiculados por alimentos capazes de causar doenças no homem e nos animais é bastante extensa, e aumenta à medida que melhoram os estudos epidemiológicos sobre a etiologia das doenças de origem alimentar. A seguir, deu-se destaque aos mais importantes, quer seja pela alta morbidade e mortalidade a eles associadas, quer seja pela prevalência nos alimentos brasileiros.

De acordo com dados do Ministério da Saúde, *Salmonella* é o gênero microbiano mais envolvido em doenças causadas por alimentos contaminados. As salmonelas podem causar a febre tifoide (*S. typhi*), as febres paratifoides (*S. paratyphi* A e *S. paratyphi* B) e as gastroenterites, genericamente denominadas salmoneloses, causadas pelas demais salmonelas. O gênero *Salmonella* é muito complexo, com apenas duas espécies, mas mais de 2.600 variedades sorológicas (sorovares), com diferentes especificidades conforme os diferentes hospedeiros (homem, suínos, aves, bovinos etc.).

As salmonelas são amplamente distribuídas na natureza, sendo o trato intestinal humano e de animais o principal reservatório. As salmoneloses de origem alimentar caracterizam-se por diarreia, febre, dores abdominais e vômitos, que surgem entre 12 e 36 horas após a ingestão do alimento contaminado, durando entre um e quatro dias, em média. Em alguns casos (recém-nascidos e adultos com deficiências imunológicas, por exemplo), a salmonelose pode ser muito grave, podendo causar meningites, encefalites, osteomielites e outros distúrbios. As bactérias do gênero *Salmonella* têm múltiplos fatores de virulência, que podem agir individual ou sinergisticamente, com destaque para a capacidade de danificar a mucosa intestinal, por meio de adesão e penetração no epitélio intestinal, e para a capacidade de produzir toxinas na luz intestinal. As salmonelas, por serem originárias do trato gastrointestinal humano e de animais, podem contaminar qualquer alimento quando não há controle das condições de higiene no abate de animais, no processamento industrial, na manipulação, na comercialização e no preparo do alimento para consumo. Vale ressaltar que as salmonelas multiplicam-se em temperaturas entre 7 °C e 49 °C, necessitam de elevado teor de umidade e pH (acidez) acima de 3,8 para sua multiplicação, mas são destruídas com facilidade pelo processo de aquecimento. No entanto, conseguem sobreviver por longo tempo, sem se multiplicar, em alimentos que apresentem condições favoráveis.

As formas intensivas de criação de gado e de frangos, bem como o processamento industrial, fazem com que carnes cruas de frango e de bovinos sejam os principais causadores de salmoneloses de origem alimentar.

Listeria monocytogenes é outro microrganismo que pode comprometer a inocuidade dos alimentos. Esse microrganismo pertence ao gênero *Listeria*, que tem outras espécies, em geral, não patogênicas. *L. monocytogenes* é uma bactéria amplamente disseminada na natureza, presente no ambiente, no homem e em animais, e que apresenta uma elevada resistência ao frio, à acidez e à desidratação. Essas características fazem com que seja uma das bactérias de mais difícil controle nos alimentos. Os alimentos prontos para consumo, que se contaminam por contato com ambientes com *L. monocytogenes* (equipamentos, superfícies, manipuladores etc.), são os principais veículos.

A enfermidade causada por *L. monocytogenes* (listeriose) caracteriza-se por apresentar baixa morbidade e alta mortalidade (25%), sendo particularmente importante em certos grupos de risco, como os indivíduos com sistema imunológico comprometido (idosos, mulheres grávidas, transplantados, aidéticos, doentes em quimioterapia) ou ainda em desenvolvimento (recém-nascidos). Em indivíduos adultos *L. monocytogenes* pode causar septicemia, meningite e meningoencefalite. Mulheres grávidas têm, de início, sintomas similares a uma gripe comum, que se agrava podendo levar ao parto prematuro e até ao aborto. Apesar da alta frequência no ambiente, os casos de listeriose em indivíduos normais são raros.

Das espécies de *Campylobacter*, as mais importantes como agentes causadores de enfermidades são as termotolerantes, que incluem *C. jejuni* e *C. coli*. Hoje, *C. jejuni* é o agente etiológico de maior importância das doenças transmitidas por alimentos em países desenvolvidos, como Estados Unidos, Japão e vários países europeus. A característica mais marcante desses microrganismos é a microaerofilia, ou seja, eles necessitam de baixa tensão de oxigênio (5%) para sua sobrevivência e multiplicação, sendo inibidos por concentrações abaixo ou acima desse valor. Trata-se de microrganismos altamente susceptíveis a condições ambientais desfavoráveis (temperatura abaixo de 30 °C, pH abaixo de 2,3 etc.), e são facilmente destruídos pelo calor. Assim, não sobrevivem nos alimentos por longos períodos e não estão presentes em alimentos cozidos adequadamente ou congelados. *C. jejuni*, quando está em situação desfavorável, desenvolve uma forma denominada VBNC (*viable but nonculturable*), em que permanece dormente e, portanto, não detectável. Seu papel como fonte de infecção é assunto de muita pesquisa na atualidade.

Muitos animais (gado suíno, bovino, equino, animais domésticos), mas em especial as aves (frangos, codornas, aves selvagens), são reservatório de *C. jejuni*. A infecção por *C. jejuni* manifesta-se de várias formas, sendo a mais comum a enterocolite, caracterizada por diarreia acompanhada de febre baixa e dores abdominais. Podem provocar outras afecções (bacteremia, endocardite, artrite reumatoide) e a síndrome de Guillain-Barré, que pode levar à morte.

No contexto de doenças causadas por microrganismos veiculados por pescados (peixes, moluscos, crustáceos) e pela água, as bactérias do gênero *Vibrio* são de grande relevância. Entre elas, devem ser destacadas *V. cholerae*, *V. parahaemolyticus* e *V. vulnificus*. A gravidade das doenças causadas por esses microrganismos é bastante variada, dependendo de suas características e da saúde do indivíduo. Os víbrios fazem parte da microbiota de águas estuarinas, e, assim, produtos crus ou insuficientemente processados vindos desses ambientes representam um grande risco à saúde.

V. cholerae é o agente causador do cólera, doença endêmica em muitas partes do globo, caracterizada por uma explosiva e intensa perda de água e eletrólitos pelas fezes, levando à desidratação e ao colapso geral das funções básicas do organismo. *V. cholerae*, uma vez no trato gastrointestinal, produz várias toxinas, entre elas a toxina colérica, que afeta o equilíbrio eletrolítico da mucosa intestinal, levando à diarreia "água de arroz". *V. parahaemolyticus*, que também é capaz de produzir várias toxinas, é mais comum em ostras e mariscos, que retêm em sua carne os patógenos presentes na água em virtude do seu sistema de alimentação por filtração da água. Os sintomas da infecção por *V. parahaemolyticus* são febre baixa, diarreia, câimbras, náuseas e vômito. Ao contrário dos demais víbrios, *V. vulnificus* causa doença por seu elevado poder de invasão das células do epitélio intestinal. O mecanismo de ação ainda é alvo de muito estudo, mas sabe-se que há diferentes fatores de virulência envolvidos.

Outros microrganismos que, quando ingeridos com alimentos, causam doenças no homem e nos animais são *Shigella* sp, *Yersinia enterocolitica*, *Aeromonas hydrophila* e *Plesiomonas shigelloides* e as linhagens patogênicas de *Escherichia coli*. *E. coli*, que é, em geral, um microrganismo inofensivo, presente na microbiota intestinal de todos os animais de sangue quente, inclusive o homem, apresenta algumas variantes patogênicas que podem causar diversos distúrbios, como as variantes *E. coli* produtora de toxina de Shiga (Stec), que causa enterocolite hemorrágica (*E. coli* 0157:H7 e outros sorotipos), *E. coli* enterotoxigênica (Etec), que causa diarreia aquosa, *E. coli* invasora (Eiec), que desencadeia disenteria similar à provocada por *Shigella*, e *E. coli* enteropatogênica (Epec), responsável por diarreia grave em crianças.

Entre as toxinas microbianas pré-formadas nos alimentos que afetam a saúde do homem, destacam-se as toxinas botulínicas produzidas por *Clostridium botulinum*, as toxinas estafilocócicas produzidas por *Staphylococcus aureus* e outras toxinas produzidas por algumas bactérias dos gêneros *Clostridium* e *Bacillus*. As toxinas produzidas por fungos em alimentos (micotoxinas) já foram discutidas no item "Perigos contaminantes dos alimentos".

As toxinas botulínicas (existem pelo menos oito já descritas) causam uma intoxicação denominada botulismo, doença rara, mas de extrema gravidade, que pode levar a óbito. As toxinas botulínicas são proteínas neurotóxicas termolábeis que afetam o sistema nervoso por meio do bloqueio da liberação da acetilcolina e da neurotransmissão nas terminações nervosas. Os sintomas iniciam-se com distúrbios gastrointestinais (diarreia, vômitos) que evoluem para um quadro neurológico (fadiga, fraqueza muscular, secura da boca, queda de pálpebras, diplopia, dificuldade de deglutição, espasmos respiratórios e parada respiratória). O tratamento necessita de administração de antitoxinas e lavagem estomacal ou ingestão de eméticos para eliminação das toxinas do organismo.

Clostridium botulinum está amplamente distribuído na natureza e é encontrado no solo, na água, nas fezes humanas e de animais, na superfície de plantas etc. Esse microrganismo é esporogênico, isto é, capaz de produzir esporos, que são estruturas de elevada resistência a agentes físicos (calor, refrigeração, congelamento) e químicos (conservantes e outros aditivos alimentares). Enquanto as células vegetativas de *C. botulinum* e suas toxinas são facilmente destruídas pelo calor, os esporos são altamente resistentes. Se as condições ambientais forem favoráveis, os esporos germinam e desenvolvem novas células vegetativas, que produzem as toxinas botulínicas. Caso o alimento não sofra nenhum tratamento térmico adicional para inativação das toxinas, poderá causar o botulismo. Outra característica importante de *C. botulinum* é que esse microrganismo é anaeróbio, ou seja, só se multiplica e produz toxinas na ausência de oxigênio. Os produtos de origem animal e vegetal, submetidos a processamento térmico insuficiente para destruição dos esporos, embalados em ambientes sem oxigênio ou que tenham baixa concentração de oxigênio (enlatados, conservas etc.), com pH acima de 4,6 e atividade de água acima de 0,86 e mantidos em abuso de temperatura, são os mais comumente envolvidos em casos e surtos de botulismo.

As intoxicações estafilocócicas são, por certo, as mais comuns entre aquelas causadas por alimentos. Essas intoxicações ocorrem pela ingestão de toxinas produzidas nos alimentos por *Staphylococcus aureus*, um microrganismo comum nas vias aéreas superiores e na pele do homem e de animais. Estima-se que 50% da população seja portadora de *S. aureus*. A manipulação de alimentos em condições inadequadas de higiene e a manutenção dos alimentos contaminados com *S. aureus* em temperatura favorável para a multiplicação microbiana e para a consequente produção das toxinas explicam a alta frequência da intoxicação estafilocócica. A multiplicação do patógeno é ótima entre 30 °C e 40 °C, enquanto para a produção de toxinas é necessário que a temperatura seja mais alta, entre 40 °C e 45 °C. Os sintomas estabelecem-se em curto intervalo de tempo após a ingestão do alimento com as toxinas (30 minutos) e caracterizam-se por dores abdominais agudas e vômitos em jato, podendo ocorrer diarreia e cólicas. Pelo menos nove enterotoxinas estafilocócicas diferentes já foram descritas. Trata-se de toxinas eméticas, que agem no intestino, estimulando receptores neurais, que, por sua vez, estimulam o centro cerebral do vômito.

Ao contrário da bactéria causadora do botulismo, *S. aureus* não é capaz de produzir esporos, mas as toxinas estafilocócicas são resistentes aos tratamentos térmicos em geral empregados no processamento de alimentos. A alta frequência de casos de intoxicação estafilocócica está associada à esta resistência ao calor. A ocorrência de casos e surtos de intoxicação estafilocócica é certamente muito maior do que a conhecida pelas autoridades sanitárias porque a doença é autolimitada e de pouca duração e gravidade, raramente necessitando de intervenção médica.

Várias outras bactérias do gênero *Clostridium*, diferentes de *C. botulinum*, produzem toxinas, mas esta produção corre *in vivo*, no trato gastrointestinal, mas não no alimento. É o caso de *C. perfringens*, uma bactéria esporulada aeróbia facultativa, comum em produtos cárneos inadequadamente processados e mantidos em temperaturas incorretas. O tratamento térmico insuficiente não destrói todos os esporos, que, ingeridos junto com o alimento, transformam-se em células vegetativas no trato gastrointestinal. Simultaneamente a essa transformação, as células liberam uma proteína tóxica, capaz de estimular uma enzima (adenilciclase) que desestabiliza o equilíbrio eletrolítico da mucosa intestinal. Os sintomas são diarreia, vômitos e dores abdominais, mas a doença é autolimitada e de pouca duração e gravidade.

Entre as inúmeras espécies de *Bacillus*, *B. cereus* é a única de importância como agente causador de doenças de origem alimentar. Esse microrganismo é também esporogênico e capaz de produzir dois tipos de toxinas. Uma delas, denominada toxina emética, é semelhante à de *S. aureus*, ou seja, é produzida no alimento, é termoestável e induz o vômito por estímulo nervoso na mucosa intestinal. As outras toxinas são diarreicas (há mais de uma), produzidas apenas *in vivo*, e não nos alimentos, e são causadoras de diarreia, tal como a toxina diarreagênica de *C. perfringens*. A doença emética é mais comumente causada por arroz e massas, enquanto a doença diarreica é mais comum após o consumo de produtos cárneos e laticínios.

Os vírus são outro importante perigo biológico nos alimentos. Eles são hospedeiro-específicos: os humanos são os únicos hospedeiros de vírus humanos, assim como animais hospedam vírus de animais. Os vírus não se multiplicam nos alimentos e há um grande debate ainda sobre se os vírus são organismos vivos ou não, já que dependem de células do hospedeiro para sobreviver.

Os vírus mais importantes veiculados por alimentos são os norovírus, responsáveis pela maior parte dos surtos de origem alimentar. São compostos por uma fita simples de RNA e transmitidos sobretudo pela via fecal-oral. Pescados crus (ostras principalmente), provenientes de águas poluídas, podem conter grandes quantidades de partículas virais. A depuração, feita colocando-se as ostras em água limpa por certo tempo, tem eficiência limitada na redução da carga viral. O período de incubação é curto (de 24 a 48 horas), e por isso a identificação do alimento envolvido pode ser feita rapidamente. Os norovírus causam gastroenterites, com náuseas, vômitos e diarreia.

Os vírus da hepatite A podem ser transmitidos pelos alimentos contaminados com fezes de manipuladores infectados. Nesse caso, a identificação do alimento envolvido é muito difícil, pois o período de incubação pode ser muito longo (até 50 dias). Esses vírus causam hepatite, com icterícia, anorexia, vômitos e depressão profunda, sintomas que podem durar muitas semanas.

Em relação aos parasitas, há pelo menos 107 espécies transmissíveis por alimentos, mas os mais importantes são *Giardia duodenalis*, *Cryptosporidium parvum*, *Cyclospora cayetanensis*, *Toxoplasma gondii*, *Trichinella spiralis* e as tênias (*Taenia saginata* e *Taenia solium*). Seu tamanho varia de partículas minúsculas unicelulares até vermes visíveis a olho nu. As doenças que provocam podem ser leves, com pequeno desconforto, mas podem ser graves e até causar morte. A contaminação de alimentos com parasitas pode ocorrer em vários pontos da cadeia produtiva, desde o cultivo no campo até o momento do consumo. A contaminação pode vir da água de irrigação, das superfícies que são afetadas durante a colheita ou o processamento, e do processo de preparação final e embalagem, quando feito em condições insatisfatórias de higiene.

3 Perigos físicos

Os perigos físicos nos alimentos podem ser divididos em duas categorias: aqueles que chegam aos alimentos de forma não intencional, como, por exemplo, fragmentos de metal em carne moída, e aqueles que ocorrem naturalmente em certos alimentos, como espinhas em peixes.

Os principais tipos de perigos físicos de interesse em alimentos são:

1. Fragmentos de vidro, resultantes de quebra de lâmpadas, frascos de embalagem e outros recipientes.

2. Fragmentos ou peças inteiras de metal, como lâminas, agulhas, peças de equipamentos, roscas, parafusos, pregos etc.

3. Material plástico, como material de embalagem, luvas usadas por manipuladores, utensílios de limpeza etc.

4. Fragmentos sólidos, como pedras em produtos vegetais frescos que vêm do campo, fragmentos de concreto de pisos e paredes etc.

5. Pedaços de madeira, provenientes de recipientes e *pallets* de armazenamento de alimentos.

6. Peças de adorno ou outros objetos pessoais.

7. Pequenos animais (insetos, roedores etc) ou restos de animais.

8. Poeira, pelos e cabelos etc.

9. Fragmentos de utensílios de higienização, como esponjas, panos e estopas.

As principais consequências da presença desses perigos nos alimentos são os danos que causam aos lábios, boca, dentes, gengivas, garganta e trato gastrointestinal, além dos efeitos psicológicos negativos decorrentes da constatação da ocorrência de falhas graves nas boas práticas de fabricação de alimentos.

Muitos países fazem a classificação dos perigos físicos em categorias, de acordo com o grau de risco (baixo, médio ou alto) que oferecem e com a probabilidade de estarem presentes nos alimentos, especificando limites toleráveis para cada uma dessas categorias.

Há várias maneiras de prevenir a ocorrência desse tipo de perigo em alimentos:

- inspeção das matérias-primas e ingredientes quanto a contaminantes vindos do campo (por exemplo, pedras em cereais);
- adoção de boas práticas de armazenamento de matérias-primas, ingredientes e produtos acabados (por exemplo, uso de protetores nas lâmpadas);
- inspeção dos materiais de embalagem (por exemplo, uso de detectores de metal em material de embalagem reciclado);
- uso de estratégias para remoção de fragmentos de metal (por exemplo, imãs, filtros, telas);
- treinamento de pessoal, e controle do acesso de animais (por exemplo, telas para insetos, mata-insetos).

Indústrias alimentícias modernas utilizam máquinas de raios X e também sistemas de radar que transmitem micro-ondas através dos alimentos para identificar a presença de alguns desses perigos (pedras, ossos, sementes, metais e plásticos).

4 Estratégias industriais para a garantia de alimentos seguros

Enquanto a completa eliminação das doenças de origem alimentar é inatingível, tanto os gestores governamentais de saúde pública quanto a indústria devem estar comprometidos em reduzir a incidência de doenças causadas por alimentos contaminados. O estabelecimento de metas de saúde pública é um direito e uma responsabilidade dos governantes de um país.

Tradicionalmente, acredita-se que o estabelecimento de critérios ou padrões de qualidade para matérias-primas e produtos processados acabados resulta em melhora da segurança dos alimentos. Entretanto, este conceito é equivocado, pois, na maioria dos casos, critérios e padrões são estabelecidos sem que seja feita uma avaliação do seu efeito na redução do risco de uma doença de origem alimentar. Além disso, a frequência e o tamanho da amostragem, adotados nos programas tradicionais de análise de alimentos, podem ser insuficientes para garantir alguma proteção para o consumidor.

Tendo em vista as muitas limitações da análise de lotes de alimentos e sua incapacidade de garantir a segurança dos alimentos, em 1970 foi desenvolvido o sistema APPCC – Análise de Perigos e Pontos Críticos de Controle (em inglês, HACCP – Hazard Analysis and Critical Control Points), que trouxe uma enorme contribuição para a produção de alimentos seguros, sendo considerado até hoje a mais poderosa ferramenta para o controle da inocuidade de alimentos. Esse sistema permite identificar os perigos de relevância e os pontos críticos do processamento em que estes perigos devem ser controlados (PCC), bem como estabelecer as medidas de controle necessárias para a prevenção da ocorrência desses perigos, independentemente dos esquemas tradicionais de análise de alimentos. Os objetivos do HACCP são focados nos perigos, em um determinado alimento, que tenham alguma probabilidade de afetar a saúde pública caso não sejam controlados, e no desenvolvimento de produtos alimentícios e de condições de processamento, comercialização, preparação e uso que permitam controlar esses perigos.

Para que seja bem-sucedido, é necessário que o HACCP esteja apoiado em "Boas Práticas", como as Boas Práticas na Agricultura (BPA) e Boas Práticas de Fabricação (BPF), que são pré-requisitos para a minimização da ocorrência de perigos no ambiente de produção e no produto final. O HACCP constitui-se em uma avaliação dos perigos em uma sequência de produção em particular e também define as etapas em que medidas de controle críticas devem ser adotadas para assegurar a inocuidade do produto. O HACCP estabelece também limites, procedimentos de monitoramento e medidas corretivas. Entretanto, o HACCP é específico para uma planta/fábrica e não correlaciona a eficiência das medidas corretivas com o nível de proteção à saúde, ou seja, com a redução da incidência das doenças de origem alimentar.

Para avaliar os perigos nos alimentos que podem afetar a saúde da população, é necessário ter dados epidemiológicos sobre a ocorrência das doenças associadas a estes perigos no país. Estes dados podem ser quantitativos, indicando o número de casos de uma doença de origem alimentar por número de pessoas por ano, ou expressos de uma forma qualitativa, indicando se o risco de ocorrência de uma determinada enfermidade é alto, médio ou baixo. Quando os dados de vigilância das enfermidades transmitidas por alimentos são limitados ou inexistentes, os riscos podem ser apenas estimados, e estas estimativas devem ser baseadas nas informações clínicas disponíveis, em combinação com outros resultados relativos aos alimentos, como características, formas de produção, armazenamento e utilização.

Independentemente do método utilizado para estimar os riscos de doenças de origem alimentar, é importante decidir se o risco estimado pode ser tolerado ou deve ser reduzido. Quando as autoridades sanitárias de um país determinam as metas de saúde pública em relação à incidência de uma determinada doença em seu território, todos os envolvidos na produção de alimentos (produtores, manipuladores, comerciantes e demais parceiros) precisam ter informações sobre o que é necessário fazer para que essas metas sejam atingidas. No entanto, para que tenham sentido, é necessário transformar as metas estabelecidas em parâmetros mensuráveis, que possam ser avaliados pelas agências governamentais responsáveis pela fiscalização dos alimentos e também utilizados pelos produtores no processamento de alimentos. A Organização Mundial da Saúde (OMS), por meio do Codex Alimentarius, estabeleceu que os parâmetros mensuráveis pelas agências governamentais denominam-se Food Safety Objetives (FSO, ainda sem tradução oficial para a língua portuguesa), assim como os parâmetros a serem utilizados pelos produtores de alimentos denominam-se Performance Objectives (PO, também sem tradução oficial para a língua portuguesa, ainda). Esses termos são adotados internacionalmente por todos os países participantes da Organização das Nações Unidas e do Codex Alimentarius.

Segundo o Codex Alimentarius, um FSO expressa "a frequência máxima e/ou a concentração máxima de um perigo em um alimento no momento do consumo, que está em consonância com as metas de saúde pública a serem atingidas no país". O FSO expressa a concentração e/ou a frequência de um perigo tolerável em um alimento, que não coloca em risco a meta a ser atingida. Embora determine qual meta deve ser atingida, o FSO não especifica como esta meta deve ser atingida. Assim, o FSO dá flexibilidade para que, na cadeia produtiva, sejam utilizadas diferentes técnicas de processamento, desde que o nível máximo do perigo especificado não seja ultrapassado. Por exemplo, pasteurização garante a segurança do leite, mas essa segurança pode ser obtida utilizando-se outras tecnologias, além da pasteurização. Isso é muito importante no comércio internacional, porque países diferentes podem usar tecnologias diferentes para um mesmo objetivo. A equivalência dessas tecnologias na obtenção de um determinado nível de perigo deve ser cuidadosamente avaliada, para que a proteção do consumidor esteja garantida, sem que isso se transforme na imposição de uma barreira comercial injustificável.

Uma vez estabelecido um FSO, que é um parâmetro de segurança de alimentos no momento do seu consumo, o produtor de alimentos precisa estabelecer seus próprios parâmetros de segurança para cada uma das etapas do processamento, de forma a não colocar em risco o FSO. Estes parâmetros de segurança dos produtores são os Performance Objectives (PO). Um PO pode ser mais rigoroso do que o FSO, quando pode haver aumento do perigo no alimento nas etapas de comercialização, preparação, armazenamento e consumo. Entretanto, o PO pode ser mais tolerante que o FSO quando, por exemplo, o perigo presente for reduzido antes do consumo do alimento.

A aplicação dos conceitos de FSO e PO na segurança de alimentos pode ser melhor compreendida ao se utilizar um exemplo, como o caso de frangos com *Salmonella spp*. Mesmo que a carne de frango necessite ser cozida antes de consumida, ela pode conter microrganismos patogênicos que podem contaminar outros alimentos na cozinha. A redução da probabilidade de contaminação cruzada pode ser importante para que as metas de saúde pública sejam atingidas. Nessa situação, o FSO corresponde à ausência de *Salmonella* nos frangos prontos para consumo e o PO corresponde ao nível de contaminação que não pode ser excedido na planta de abate de frangos. Embora o cozimento adequado do frango contaminado com *Salmonella* transforme esse produto em um alimento seguro, o frango cru pode contaminar outros alimentos durante a preparação de uma refeição.

O uso de FSOs e POs faz com que os profissionais da área de alimentos, envolvidos nas diferentes etapas da cadeia produtiva, compreendam melhor sua responsabilidade em garantir que as metas de saúde pública sejam atingidas, ou seja, que a saúde da população esteja protegida, conforme desejado no país.

PARTE II
SEGURANÇA NUTRICIONAL

1 Introdução

No Brasil, medidas para conter a pobreza e programas visando atender a população mais carente têm sido praticados. Entretanto, considerando as dimensões territoriais e a falta de integração entre todos os envolvidos para a solução dos principais problemas sociais que afetam nosso país, ainda estamos longe de alcançar esses objetivos.

Não nos cabe discutir aqui as políticas em vigor com o objetivo de garantir a segurança alimentar sustentável, mas ousaremos iniciar com uma reflexão antes de salientarmos os aspectos voltados a alimentação e nutrição. Como diz o ditado popular, não basta dar a vara de pescar, é necessário ensinar como pescar.

O mesmo pode-se dizer em relação ao alimento, não basta dar o dinheiro, é necessário ensinar como gastá-lo em prol de uma melhor alimentação, nutrição e, consequentemente, de uma saúde melhor. Fazendo uma breve avaliação de como anda a alimentação do povo brasileiro, podemos verificar que ela está piorando, de acordo com os últimos dados do IBGE com relação ao consumo alimentar. Verifica-se, por exemplo, que o consumo de feijão, que combinado com o arroz constituía a base da alimentação brasileira, está diminuindo, e, por outro lado, o consumo de alimentos mais calóricos e com menos nutrientes está aumentando. Paralelamente, a obesidade está cada vez mais presente em nossas crianças e nossos jovens, acompanhando os índices mundiais.

Portanto, o que podemos fazer se, ao mesmo tempo em que o conhecimento científico avança, demonstrando os mecanismos de ação de cada nutriente no organismo e os efeitos da sua deficiência, por outro lado, o meio ambiente fornece alimentos de baixo custo e de menor valor nutritivo, atraindo os menos informados?

Nesse contexto, a indústria de alimentos terá nos próximos anos um papel importantíssimo do ponto de vista da saúde pública, uma vez que a área tecnológica tem permitido o desenvolvimento de novos alimentos, com diferentes sabores, texturas e outros atrativos, mas que podem não satisfazer as exigências nutricionais. Felizmente, as grandes indústrias de alimentos já estão mais conscientes quanto às suas responsabilidades sociais, buscando parcerias com a academia com o intuito de desenvolver alimentos mais nutritivos.

Porém é o consumidor final que dará o seu aval. Será que ele está preparado para aceitar mudanças mais saudáveis? A experiência infelizmente não tem sido das melhores: já se diz popularmente que "o que é bom engorda, e o que não é faz bem"! A maioria das pessoas não está interessada em mudar seus hábitos, mesmo sabendo que não são adequados. Assim, nosso papel como educadores vai além de mostrar as vantagens de uma alimentação adequada para a saúde – devemos também ser ótimos estrategistas. Precisamos desenvolver no público-alvo o desejo de mudanças, não poderemos bater de frente com a cultura regional e com os hábitos arraigados. Como pretender que uma conduta de várias gerações, mesmo não saudável, possa ser mudada com seminários, cursos ou palestras? Por certo nos causaria frustração e não atingiríamos nosso objetivo.

Em geral, a população mais carente e para a qual os programas se direcionam é aquela que mais sofre com o preconceito, e uma das tarefas de maior importância é a abertura para a inclusão social. Participando do grupo de estudos do Instituto de Estudos Avançados da USP (IEA) sobre nutrição e pobreza, tivemos oportunidade de discutir esse tema do ponto de vista multidisciplinar e aprendemos que, para haver qualquer tipo de mudança comportamental, é necessário primeiramente a vontade. De nada adianta o profissional tentar ensinar algo que o consumidor não está interessado em aprender. Portanto, de início, você deve procurar saber quais são as prioridades do grupo e focar naquelas necessidades mais urgentes para, em seguida, pensar numa estratégia para conseguir seu objetivo.

Existe a situação em que, para uma determinada população, é muito mais importante ter água potável nas residências do que qualquer outro alimento ou informação. O saneamento básico realmente deve ser uma garantia para a população. Como ensinar que os alimentos devem ser lavados e preparados adequadamente se esse direito não estiver garantido? Como manter os hábitos de higiene se não houver água disponível? Portanto, para discorrermos sobre o direito humano à alimentação e a uma segurança alimentar sustentável, devemos ter um pensamento multiprofissional. Se falarmos apenas sobre alimentação saudável, não encontraremos solo fértil, e qualquer esforço será ineficaz. Assim, dependerá de nós, cientistas de todas as áreas, gestores públicos, produtores de alimentos, gerentes de indústrias de alimentos e associação de consumidores, desenvolvermos em conjunto um planejamento estratégico adequado, e aplicá-lo, esperando eficiência e eficácia, para garantir a segurança alimentar sustentável.

Assim, não se trata apenas de olhar para os aspectos de alimentos, nutrição e saúde. De nada adiantará uma orientação alimentar adequada se os alimentos recomendados não estiverem disponíveis ou forem inacessíveis à maior parte da população. As iniciativas devem ser complementares: ao mesmo tempo, por exemplo, em que os técnicos agrícolas podem ensinar a plantar, o nutricionista pode ensinar a escolher o que plantar e como processar os alimentos para garantir o melhor aproveitamento dos nutrientes. Da mesma forma, o economista poderá demonstrar como obter mais renda, e o administrador como utilizá-la conscientemente. Como vemos, essa é uma tarefa enorme e só a união de todos os segmentos garantirá o sucesso.

2 Alimentos

A função dos alimentos, reconhecida há muito tempo, é promover energia e fornecer os nutrientes necessários para o crescimento, reparação e manutenção do organismo humano. Entretanto, nos últimos anos, com os avanços científicos na área analítica, tem-se dado atenção não apenas aos nutrientes com funções já bem compreendidas, mas também a outros compostos naturalmente presentes nos alimentos e que, embora ainda não sejam considerados nutrientes, podem exercer papel importante para reduzir o risco de doenças e garantir a saúde dos indivíduos.

Os alimentos que contêm esses compostos são denominados alimentos funcionais, e os compostos neles presentes são chamados fitoquímicos, nutracêuticos ou ainda compostos bioativos. As pesquisas sobre esses componentes estão direcionadas para a atividade antioxidante, a modulação da atividade enzimática, o estímulo à resposta imune, a modulação do metabolismo hormonal, a redução da agregação plaquetária, a diminuição da pressão sanguínea e a regulação da expressão gênica, dentre outras. Os resultados têm mostrado provável ação em doenças crônicas não transmissíveis, como: diabetes *mellitus*, obesidade, câncer e doenças cardiovasculares.

Os alimentos funcionais incluem: 1) alimentos convencionais que possuem naturalmente substâncias bioativas ou fitoquímicos, como, por exemplo, a fibra alimentar, os polifenóis, os glicosinolatos, os carotenoides, com suas diversidades de compostos; 2) alimentos enriquecidos com esses compostos bioativos extraídos de outras fontes; 3) prebióticos e probióticos, relacionados com a saúde intestinal; 4) ácidos graxos poli-insaturados, como, por exemplo, da família w3; 5) alguns peptídeos e aminoácidos; 6) vitaminas e minerais.

Vários estudos epidemiológicos e de experimentação clínica demonstram ou, pelo menos, sugerem vários efeitos benéficos dos alimentos funcionais à saúde, dentre os quais a redução do risco de câncer, benefícios ao sistema cardiovascular e gastrintestinal, estímulo do sistema imune, redução dos sintomas da menopausa, manutenção do trato urinário saudável, efeitos anti-inflamatórios, redução da pressão arterial, efeitos antibacterianos e antivirais e redução no risco ou retardo do aparecimento de osteoporose.

Entretanto é importante ressaltar que mais estudos ainda são recomendados para o estabelecimento de doses e, ainda, da eficácia desses alimentos e/ou componentes dos alimentos, pois em sua maioria os dados até o momento não são suficientes para predizer com segurança tais benefícios.

Porém não existe dúvida de que a alimentação adequada promove boa nutrição mantendo a saúde e reduzindo o risco de doenças, e cada vez mais se procura, com bases científicas, predizer o quanto seria necessário de cada nutriente ou substância bioativa, para atingir o ótimo de cada indivíduo. Já é possível antever os progressos nessa área: no futuro próximo, a partir das características genéticas individuais, será possível predizer as necessidades de nutrientes com base individual, por meio dos estudos na área de nutrigenômica.

3 Referências para ingestão de nutrientes

Os padrões de referência para a ingestão de nutrientes são muito importantes para avaliar e planejar dietas. Quando se avalia uma dieta, considera-se a probabilidade de haver ou não adequação, e, quando se planeja a dieta, utiliza-se o padrão de referência de ingestão de nutrientes para traduzi-lo em alimentos que forneçam os nutrientes em quantidade adequada.

Pode-se definir necessidade de um nutriente como o nível mais baixo de ingestão continuada desse nutriente que permita manter o estado nutricional adequado do indivíduo em relação a ele, segundo critérios preestabelecidos, baseados nos conhecimentos científicos adquiridos. Como no Brasil não dispomos de recomendações de nutrientes com especificidade para a população brasileira, utilizaremos os referenciais elaborados para a população dos Estados Unidos e do Canadá (FNB/IOM – Food and Nutrition Board / Institute of Medicine, Dietary Reference Intakes – DRIs [Tabela Alimentar e Nutricional/ Instituto de Medicina dos Estados Unidos, Referenciais de Ingestão de Nutrientes]). A justificativa para essa escolha foi baseada nos critérios adotados pelo grupo de cientistas que participou da elaboração desse referencial, que considerou as informações disponíveis na literatura para estabelecer as recomendações. Deve-se ainda ressaltar que, hoje, também a União Europeia está empreendendo esforços no sentido de elaborar os referenciais para ingestão de nutrientes para a população da comunidade europeia. Assim, antes de iniciarmos nosso discurso sobre cada nutriente em particular, apresentamos as definições das DRIs para os diferentes referenciais utilizados para estabelecer os valores de referência de ingestão de nutrientes – as EARs, RDAs, AIs e ULs:

- Necessidade Média Estimada (*Estimated Average Requirement/EAR*): é o valor de ingestão diária de um nutriente que se estima atender as necessidades de metade (50%) dos indivíduos saudáveis de um determinado grupo de mesmo gênero e estágio de vida. A EAR é utilizada para determinar a RDA e corresponde à mediana da distribuição de necessidades de um dado nutriente para um dado grupo de mesmo gênero e estágio de vida. Coincide com a média quando a distribuição é simétrica.

- Ingestão Dietética Recomendada (*Recommended Dietary Allowance/RDA*): é o nível de ingestão dietética diária suficiente para atender as necessidades de um nutriente de praticamente todos (97 a 98%) os indivíduos saudáveis de um determinado grupo de mesmo gênero e estágio de vida.

- Ingestão Adequada (*Adequate intake/AI*): é utilizada quando não há dados suficientes para a determinação da RDA, e pode-se dizer que é um valor prévio à RDA. Baseia-se em níveis de ingestão ajustados experimentalmente ou em aproximações da ingestão observada de nutrientes de um grupo de indivíduos aparentemente saudável.

- Limite Superior Tolerável de Ingestão (*Tolerable Upper Intake Level/UL*): é o valor mais alto de ingestão diária continuada de um nutriente que aparentemente não oferece efeito adverso à saúde para a maioria dos indivíduos de um dado estágio de vida ou gênero. O UL não é um nível de ingestão recomendado, mas é útil em virtude do aumento da disponibilidade de alimentos fortificados e do aumento de uso de suplementos dietéticos.

Portanto, ao discorrermos sobre os nutrientes, utilizaremos esses termos ao nos referir às recomendações de ingestão diária de cada nutriente.

4 Macronutrientes

4.1 Proteínas

As proteínas são compostos presentes nos alimentos, formados a partir de aminoácidos. Dentre os 20 aminoácidos conhecidos, oito são considerados essenciais em virtude de não serem sintetizados pelo organismo. As proteínas são vitais para o organismo – todas as células são formadas por proteínas. As fontes proteicas mais completas são as de origem animal, por possuírem todos os aminoácidos essenciais. Entretanto, vale ressaltar que a mistura de proteínas de origem animal e vegetal numa refeição pode levar à complementação dos aminoácidos, melhorando a qualidade proteica final desses alimentos.

Proteínas são compostos orgânicos formados por carbono, hidrogênio, oxigênio e nitrogênio, podendo ainda conter enxofre e alguns minerais como fósforo, ferro e cobalto. As proteínas podem ser classificadas como: completas, parcialmente completas e incompletas, de acordo com sua composição de aminoácidos essenciais. A deficiência de aminoácidos essenciais compromete a síntese proteica, ocasionando problemas graves, sobretudo em fases da vida de grande demanda, como em crianças, adolescentes e gestantes.

Em crianças, essa deficiência pode provocar diminuição do crescimento, alterações bioquímicas com retardo do desenvolvimento mental e cognitivo, algumas vezes irreversíveis, de acordo com seu nível de gravidade. Em geral essa deficiência não é isolada e pode envolver ainda a falta de energia e de micronutrientes. As formas graves da deficiência proteica em crianças são conhecidas como marasmo e *kwashiorkor*. O marasmo é característico de desnutrição global, não apenas de proteínas, mas também de energia, minerais e vitaminas. Já o *kwashiorkor* se refere sobretudo à deficiência de proteína, e é mais observado quando a mãe deixa de amamentar o primeiro filho para alimentar o segundo, prejudicando a alimentação do primeiro, em especial, em relação a esse nutriente. Felizmente, esses quadros de desnutrição proteica grave não são, hoje, observados com frequência.

A desnutrição em adultos, embora mais rara, pode ocorrer. A fase da vida compreendida do nascimento aos cinco anos é a mais vulnerável para essa deficiência, pois é uma fase de crescimento rápido, de desenvolvimento do sistema imune e em que infecções são mais correntes. A recomendação atual para ingestão de proteína varia de 1,1 g/kg peso corporal/dia no início da vida até 0,76 g/kg peso corporal/dia para crianças até os 12 anos de idade, considerando os valores de EAR. Já para se atingirem os valores de RDA, ou seja, a recomendação que atenderia ao redor de 98% da população, esses mesmos valores passariam a ser, respectivamente, de 2,5 g/kg peso corporal/dia até 1,35 g/kg peso corporal/dia. A recomendação para adultos é de 0,8 g/kg peso corporal/dia, para homens e mulheres. Segundo o Instituto de Medicina dos Estados Unidos (IOM), que estabeleceu os DRIs (Referenciais de Ingestão de Nutrientes), uma dieta equilibrada pode apresentar, em sua composição, uma variação de 10% a 35% do valor energético total proveniente de proteínas.

4.2 Carboidratos

Os carboidratos correspondem à fração dos alimentos cuja principal função é fornecer energia para as células do organismo, prioritariamente para o cérebro. Quimicamente, são polihidroxialdeídos ou polihidroxicetonas, ou substâncias que produzem esses compostos a partir de hidrólise. A maioria dos carboidratos possui a fórmula empírica $(CH_2O)_n$ e alguns deles contêm nitrogênio, fósforo e enxofre.

Os carboidratos podem ser classificados em: monossacarídeos e dissacarídeos (açúcares simples), oligossacarídeos e polissacarídeos.

Os mono e dissacarídeos são os carboidratos mais simples e capazes de fornecer glicose mais rápido a todas as células. Algumas classes de oligossacarídeos, como, por exemplo, os frutanos, são hoje estudadas por sua ação como prebióticos, que beneficiam a função intestinal. Já dentre os polissacarídeos, o amido é considerado o principal carboidrato de reserva encontrado nos tecidos vegetais e fonte importante de energia. Ainda dentre os polissacarídeos, ressalta-se a importância da fibra alimentar, que será discutida na próxima seção.

Atualmente, a classificação dos carboidratos em simples e complexos vem sendo substituída por carboidratos glicêmicos e não glicêmicos, a partir do conhecimento de que alguns alimentos podem provocar aumento da glicemia mais rapidamente do que outros. Entretanto, é necessário considerar que a mistura de vários alimentos numa refeição pode modificar o índice glicêmico de um alimento em particular. Para o estabelecimento das recomendações de ingestão de carboidratos, consideraram-se as quantidades mínimas necessárias para prover energia para o cérebro, as quais foram fixadas em 130 g/dia para crianças e adultos. Além disso, ainda segundo o IOM, sugerem-se valores entre 45% e 65% do valor energético total para a participação dos carboidratos no contexto de uma dieta equilibrada.

4.3 Lipídeos

Os lipídeos pertencem a uma classe de compostos químicos que apresentam como característica comum serem insolúveis em água e solúveis em solventes orgânicos. Os compostos lipídicos que se apresentam em maior quantidade nos alimentos são os triacilgliceróis e os fosfolipídeos. Os ácidos graxos são ácidos monocarboxílicos de cadeia simples e diferem entre si pelo tamanho das cadeias e pela quantidade de duplas ligações, sendo classificados em: ácidos graxos saturados, insaturados (monoinsaturados e poli-insaturados) e ácidos graxos trans. Além de proporcionarem a maior fonte de energia para o organismo, os lipídeos também têm função na absorção de vitaminas lipossolúveis (A, D, E e K).

Na atualidade outras funções foram demonstradas para esses componentes dos alimentos, como, por exemplo, sua atuação no sistema imune e nas funções cerebrais, dentre outras. Os lipídeos são considerados como nutrientes que devem ser de consumo restrito nas dietas, sobretudo pelo fato de contribuírem com 9 kcal/g, enquanto carboidratos e proteínas fornecem 4 kcal/g. Outro aspecto importante é que essa fonte energética é, em geral, desprovida de outros nutrientes e, portanto, o consumo elevado pode levar à obesidade, além de causar deficiência de outros nutrientes essenciais, como minerais, vitaminas e fibras.

Existe uma tendência atual para se recomendar a diminuição da ingestão de gorduras, em especial as saturadas, que teriam maiores implicações em doenças cardiovasculares. Por outro lado, gorduras poli-insaturadas da série w3 são relacionadas com o desenvolvimento cerebral, sobretudo de crianças. Portanto, há necessidade de um equilíbrio entre as diferentes classes de lipídeos na dieta, além de uso moderado, com o objetivo de manter níveis adequados suficientes para a manutenção das funções no organismo e com o menor risco de excesso que possa contribuir para maior suscetibilidade a doenças. Não existe recomendação para ingestão de lipídeos, com exceção dos ácidos graxos de cadeia longa, da família w6 (linoleico) e w3 (α-linolênico). Segundo organismos internacionais, a relação entre esses ácidos graxos tem variado respectivamente de 2:1 no Japão, até 10:1 nos Estados Unidos e Canadá. Considerando uma dieta equilibrada, essa fração alimentar deveria estar compreendida entre 20% a 35% do valor energético total.

4.4 Fibra alimentar

A definição de fibra alimentar tem motivado grandes debates nos últimos anos, principalmente em decorrência do avanço nos conhecimentos de que alguns dos compostos compreendidos sob essa denominação, podem exercer papéis importantes na redução do risco de doenças. Assim, desde 1998 foram surgindo na literatura propostas de definições que culminaram com a apresentada pelo Comitê do Codex em Nutrição e Alimentos para Fins Especiais (CCNFSDU), realizado na África do Sul em novembro de 2008.

A definição proposta foi a seguinte: fibra alimentar é constituída por polímeros de carboidratos com 10 ou mais unidades monoméricas, as quais não são hidrolisadas por enzimas endógenas no intestino delgado de humanos e que compreendem as seguintes categorias: 1) polímeros de carboidratos comestíveis de ocorrência natural no alimento conforme consumido; 2) polímeros de carboidratos que foram obtidos de alimentos naturais por meio de métodos físicos, enzimáticos ou químicos, que demonstraram ter efeitos fisiológicos de benefício à saúde por meio de evidências científicas aceitas por autoridades competentes; e 3) polímeros de carboidratos sintéticos, os quais demonstraram ter efeitos fisiológicos de benefícios à saúde por meio de evidências científicas aceitas por autoridades competentes.

As fibras alimentares eram subdivididas em solúveis e insolúveis, com base no conhecimento de que exerciam papéis fisiológicos diferentes no organismo. Entretanto, nos dias atuais, esse conceito foi revisto, e a proposta atual é de que a classificação seja feita baseada na capacidade das fibras para formar géis ou ser fermentadas. Dessa forma, elas podem ser fibras **viscosas** (capazes de formar géis), fibras **fermentáveis** (que podem sofrer ação da flora intestinal e serem fermentadas no cólon) e **não fermentáveis**.

Os estudos iniciais sobre fibra alimentar atribuíam a essa fração dos alimentos apenas a capacidade de facilitar o trânsito intestinal. Posteriormente passou a ser estudada a relação desses componentes da dieta com a absorção de minerais (elementos químicos), pois se acreditava que o aumento do consumo de fibras poderia prejudicar a biodisponibilidade de alguns desses elementos. A seguir, a partir de dados observacionais e epidemiológicos que mostravam que indivíduos com níveis mais altos de ingestão de fibra tinham menor risco de doenças crônicas não transmissíveis, houve uma expansão das pesquisas com o objetivo de estudar melhor essas ações e incluir alguns desses compostos na lista de alimentos funcionais.

Os oligossacarídeos, resultantes da hidrólise do amido, podem ser, em parte, digeridos e absorvidos no trato gastrointestinal humano, o que não ocorre com os polímeros derivados de frutose e galactose, que não são digeríveis. A modulação da função intestinal, reconhecida desde os primeiros estudos sobre esses componentes dos alimentos, é uma das ações importantes dessa fração dos alimentos na redução do risco de doenças. O trânsito intestinal pode ter efeito importante na redução do risco de constipação intestinal, de doença diverticular, de câncer de cólon, dentre outras. Entretanto, os componentes da fibra podem ter características que diferem entre si quanto à intensidade dessa ação. As fibras que são pouco fermentáveis teriam mais ação no trânsito intestinal, enquanto as mais rapidamente fermentáveis teriam uma ação menor.

Já faz alguns anos que a relação entre maior consumo de verduras e frutas e um estilo de vida saudável é relacionada com menor risco de desenvolvimento de câncer, em especial do TGI (trato gastrintestinal). Entretanto, novamente tem-se questionado se esse efeito é devido à fibra alimentar ou aos fitoquímicos e outras substâncias normalmente presentes nessa classe de alimentos.

Muitos trabalhos têm mostrado uma diminuição nas concentrações de colesterol de indivíduos com alto consumo de fibras, sobretudo das fibras viscosas (pectina, psilium, goma guar etc.). Esse fato certamente tem consequências positivas na redução do risco de DCV. Resultados de trabalhos de intervenção mostraram que fibras **solúveis** fermentáveis podem diminuir as concentrações de colesterol, reduzir a pressão arterial, promover perda de peso e melhorar a sensibilidade à insulina, reduzindo o risco de mortalidade por doenças cardiovasculares. A explicação para essa ação pode estar relacionada à maior eliminação de sais biliares e, como consequência, a menor reabsorção do colesterol, além da hipótese ainda não totalmente elucidada de diminuição da síntese de colesterol hepático pela ação dos ácidos graxos de cadeia curta, gerados pela fermentação bacteriana das fibras no cólon. Ainda mais recentemente foi observada uma diminuição da concentração de proteína C reativa com o aumento do consumo de fibra, indicando, portanto, um efeito na redução de risco para DCV.

Em relação ao diabetes, as fibras viscosas podem ter efeito significante ao reduzir a glicemia pós-prandial, pelo retardo do esvaziamento gástrico, pelo aumento da sensibilidade à insulina e pelas mudanças na flora intestinal. Trabalhos recentes demonstraram ainda que a maltodextrina resistente (polissacarídeo solúvel de baixa viscosidade) pode diminuir o índice glicêmico de alimentos ricos em carboidratos, em especial quando adicionada a líquidos, atuando de forma positiva na resposta glicêmica, sendo interessante no controle da glicemia de diabéticos.

A ação das fibras na redução do risco de obesidade está centrada em seu papel na saciedade. Os alimentos ricos em fibra exigem mais tempo para serem mastigados, aspecto que permite ao cérebro receber estímulos de saciedade. Por outro lado, alimentos ricos em fibra possuem, em geral, menos calorias e maior densidade de micronutrientes, o que contribui para a manutenção do peso corporal e a saúde dos indivíduos. A obesidade, considerada hoje uma doença inflamatória, teria influência sobre o desenvolvimento de diabetes e da hipertensão, já discutidos aqui, pois a obesidade pode ser um fator importante que contribui para o aparecimento dessas doenças. Ressalta-se, entretanto, que nem todos os componentes da fibra alimentar produzem o mesmo efeito de saciedade.

Muitos estudos atuais estão tentando demonstrar a ação das fibras no sistema imune e têm mostrado resultados promissores, mas esta função ainda não está totalmente estabelecida. Os estudos, nesses casos, mostram um efeito em relação às fibras fermentáveis, consideradas também prebióticos (como a inulina e a oligofrutose). As recomendações de ingestão de fibra alimentar segundo as DRIs são de 14 g/1.000 kcal. Entretanto, considerando a maioria das dietas atuais, tanto de países mais desenvolvidos como da América Latina, os valores de ingestão têm variado de 12 a 15 g/dia. Assim, ainda existem grandes questionamentos de qual realmente seria a quantidade a ser ingerida para observação dos efeitos da fibra em prol da saúde (níveis reduzidos de colesterol sanguíneo, proteína C reativa, microflora, massa fecal, entre outros). Assim, propõe-se que mais estudos sejam conduzidos para que essas questões possam ser respondidas de forma mais conclusiva.

5 Micronutrientes

5.1 Cálcio

A principal função do cálcio no organismo é dar sustentação ao esqueleto, porém o cálcio do plasma e de fluidos extracelulares possui outras funções importantes. O cálcio está ligado à regulação metabólica, participa de metaloenzimas, é necessário para o processo de coagulação sanguínea e é importante na regulação da contração muscular. A quantidade total de cálcio no organismo humano varia de 1% a 2% do peso corporal, sendo que 99% são encontrados nos ossos e dentes e 1% no fluido extracelular, nos músculos e em outros tecidos.

Na infância e adolescência existe maior formação óssea, e em adultos ocorre o equilíbrio, ou seja, ao mesmo tempo em que os ossos são formados, eles são também ressorvidos. Já na menopausa, ocorre maior ressorção, ou seja, o catabolismo é maior.

O papel da fibra na absorção intestinal de cálcio tem apresentado resultados controversos. Acredita-se que não seriam as fibras em si os inibidores, mas provavelmente alguns componentes da fibra (como, por exemplo, fitatos e oxalatos). Por outro lado, algumas classes de fibras alimentares podem ser fermentadas no cólon e poderiam facilitar a absorção de minerais, entre eles o cálcio. O ácido gástrico tem influência positiva na absorção do mineral, uma vez que os sais de cálcio são mais solúveis em pH ácido do que em pH neutro.

Dentre os fatores que podem contribuir para o balanço negativo de cálcio, temos a alta ingestão de cloreto de sódio (NaCl). O alto consumo de sal de cozinha eleva as perdas urinárias de cálcio. O excesso de proteínas pode provocar essa elevação, mas seu efeito na retenção de cálcio é controverso. Os produtos lácteos contribuem com cerca de dois terços das recomendações de cálcio alimentar. As carnes em geral não contêm quantidades significativas de cálcio.

As recomendações para ingestão de cálcio nas diferentes fases da vida ainda são provisórias, e foram designadas como AI. Os valores de ingestão propostos variam de 500 a 1.300 mg/dia para crianças de 1 a 13 anos e adolescentes, e de 1.000 mg/dia para adultos. A ingestão de cálcio pela população brasileira está muito abaixo dos valores recomendados pelas DRIs, ou mesmo dos recomendados pela FAO/OMS. A média de ingestão no Brasil tem variado de 300 a 600 mg diárias.

A deficiência de cálcio pode levar ao raquitismo, com falha na mineralização dos ossos recém-formados, que ocorre sobretudo em crianças e adolescentes. O primeiro sinal desse efeito é o craniotabes. Nos estágios mais avançados, ocorre alargamento das epífises, causando deformidades. Quando a criança começa a andar, o peso do corpo deforma os ossos longos pobremente mineralizados, causando genuvaro ou genuvalgo, bem como deformação na pelve. Problemas similares podem ocorrer na adolescência durante o estirão da puberdade.

A osteomalácia é um defeito na remineralização dos ossos durante o *turnover* normal nos adultos. Ocorre desmineralização progressiva dos ossos, provocando dores e deformidades do esqueleto, com fraqueza muscular. Mulheres com deficiência de vitamina D são mais predispostas à osteomalácia, em especial depois de gestações repetidas, em virtude das perdas para o feto e da lactação. A deficiência de vitamina D está relacionada tanto ao raquitismo como à osteomalácia. Na atualidade existe uma grande preocupação em relação à adequação dessa vitamina, pois ela é sintetizada no organismo sob ação dos raios UVB do sol, e a recomendação do uso de protetores solares, devida ao aumento da incidência do câncer de pele, pode resultar em menor disponibilidade da vitamina D para o organismo.

Já a osteoporose é uma condição que envolve a perda da matriz e do conteúdo mineral do osso, muito comum em mulheres após a menopausa, assim como em homens a partir dos 80 anos. A menor densidade dos ossos provocada por essa maior porosidade torna-os mais suscetíveis à fratura. Deve ser ressaltado que a densidade de massa óssea (DMO), em grande parte, é determinada geneticamente, mas fatores externos como exercícios e ingestão de cálcio pela dieta podem influenciar em até 20% esse parâmetro.

Deve-se enfatizar que, embora ocorra um balanço negativo de cálcio na osteoporose, ela é o **resultado** da perda de osso, não a **causa** da doença. A principal causa da osteoporose parece ser a diminuição da secreção de estrógenos e andrógenos com o aumento da idade. O pico de massa óssea ocorre na faixa etária dos 20 aos 30 anos de idade, e a partir daí se inicia uma perda gradual e progressiva de massa óssea, sendo mais marcante na pós-menopausa. Obviamente, as pessoas que entram na menopausa com maior massa óssea terão menor probabilidade ou retardo no aparecimento da osteoporose, mas, como já referido antes, o fator genético também é importante. A baixa ingestão de cálcio ao longo da vida é outro fator de risco, e há evidências de que ingestão moderadamente alta durante a fase de formação dos ossos pode ser protetora.

A reposição hormonal é uma das formas de tratamento mais eficazes. No entanto, em virtude do aumento de chance de desenvolvimento de câncer, a recomendação é de que esse procedimento seja feito sob supervisão médica e de acordo com as características individuais.

Embora a eficácia da suplementação concomitante com cálcio e vitamina D ainda apresente algumas controvérsias na literatura, ela é hoje recomendada para a prevenção e tratamento da osteoporose.

Com relação às doenças crônicas não transmissíveis, trabalhos atuais têm mostrado que a maior ingestão de cálcio traz benefícios para pacientes hipertensos, reduzindo os níveis da pressão arterial. Muitos estudos têm investigado se a ingestão adicional de cálcio poderia ser preventiva no desenvolvimento de hipertensão ou mesmo indicada para a redução dos níveis de pressão sanguínea alta. Entretanto, deve-se considerar que a hipertensão pode ter diferentes causas e, em geral, as proporções dos íons, sódio, potássio, magnésio e cálcio podem ser diferentes no fluido extracelular.

Em estudos de intervenção, a suplementação com cálcio tem sido mais efetiva em pacientes hipertensos, cuja ingestão de cálcio esteja abaixo de 600 mg/dia. Nas doenças cardiovasculares, o papel do cálcio seria mais indireto, facilitando a excreção de gordura por meio da formação de compostos insolúveis (ligação do cálcio a ácidos graxos e sais biliares). A suplementação de cálcio parece aumentar o razão entre HDL e LDL em quase 20% em mulheres saudáveis na menopausa. Essas mudanças de colesterol podem estar associadas com reduções de 20% a 30% nas taxas de eventos vasculares.

Recentemente têm-se relacionado altas ingestões de cálcio com perda de peso. Muitos estudos epidemiológicos identificaram uma relação inversa entre adiposidade e a ingestão de cálcio. Porém os estudos ainda são controversos e não há dados consistentes para se preconizar um aumento na ingestão de cálcio com objetivo de atingir perda de peso. Alguns estudos têm estabelecido relações entre cálcio e câncer, tanto positivas (preventivas) quanto negativas (causadoras de câncer). Entretanto os dados são bastante controversos, em especial pelo fato de que as origens do câncer são multifatoriais.

TABELA 5.1 – Recomendações de ingestão diária (AI) de cálcio		
Estágio da vida	Homens, em mg/dia	Mulheres, em mg/dia
Recém-nascidos	210	210
0-6 meses	210	210
7-12 meses	270	270
1-3 anos	500	500
4-8 anos	800	800
9-13 anos	1.300	1.300
14-18 anos	1.300	1.300
19-50 anos	1.000	1.000
51≤70	1.200	1.200

Fonte: Institute of Medicine (IOM), National Academy Press, 1997.

5.2 Ferro

Dados da Organização Mundial de Saúde apontam que 2,15 milhões de crianças na idade pré-escolar estão em risco de deficiência de ferro, com reflexos no desenvolvimento mental, incluindo apatia, irritabilidade, capacidade reduzida de concentração e do aprendizado. Outro indicador da importância funcional do ferro é a diminuição da capacidade de trabalho físico. A desnutrição crônica contribui para modificações histológicas, como a atrofia muscular desses pacientes. O sistema imune fica comprometido, com porcentagem reduzida de linfócitos T, reação positiva diminuída na pele por antígenos comuns, diminuição da atividade da enzima granulócito mieloperoxidase com a respectiva redução na capacidade antimicrobiana.

Dentre as proteínas que contêm ferro podemos citar como mais importantes as que apresentam em sua estrutura o radical heme, como hemoglobina, mioglobina e citocromos; enzimas que contêm ferro e enxofre, como as flavoproteínas e hemeflavoproteínas; proteínas de transporte e armazenamento, dentre elas a transferrina, a lactoferrina, a ferritina e a hemossiderina; entre outras. Os principais ligantes do ferro no sistema biológico são o oxigênio, o nitrogênio e o enxofre.

As funções mais importantes do ferro estão ligadas às funções dessas proteínas no organismo, como o transporte de oxigênio realizado pela hemoglobina nos eritrócitos e pela mioglobina nos músculos. Nos citocromos, o ferro participa das reações de oxidação e redução, como um carreador de elétrons. Cerca de dois terços do ferro do organismo se encontra sob a forma de hemoglobina; a mioglobina e as enzimas representam ao redor de 15%; e o restante é representado pelas formas de reserva do ferro no organismo, que podem ser rapidamente disponibilizadas.

A hemoglobina tem alta afinidade pelo oxigênio nos pulmões, sob condição de alta tensão, transportando, dessa forma, o oxigênio para os músculos e outros tecidos, onde a condição é inversa, ou seja, de baixa tensão, o que facilita a liberação do oxigênio. A mioglobina é uma proteína monomérica, com uma afinidade mais alta pelo oxigênio que aquela da hemoglobina sob as condições existentes nos músculos. Participa ainda de enzimas importantes para o organismo, como, por exemplo, na catalase, que age na redução do peróxido de hidrogênio (H_2O_2), em especial quando este é formado em grande quantidade, na cadeia de inibição de radicais livres.

O ferro não é normalmente excretado pelo organismo, portanto sua regulação depende da modificação da razão de absorção do trato gastrointestinal. O estado nutricional do indivíduo em relação ao ferro é fator determinante para o grau de absorção. De um modo geral, 10% do ferro alimentar são absorvidos por indivíduos com estado nutricional adequado em relação a esse elemento. Existem evidências, de estudos com humanos, de que pelo menos algumas formas de suplemento de cálcio podem inibir a absorção de ferro inorgânico quando ingeridos simultaneamente. Por outro lado, estudos mais recentes não demonstraram efeitos da suplementação com cálcio nas reservas de ferro quando avaliados num período mais longo.

Uma vez que a maior parte do ferro de origem animal está na forma heme, mais biodisponível, carnes são as melhores fontes do mineral. Alimentos como espinafre, ostras, fígado, ervilhas, legumes e carnes possuem as maiores densidades de ferro (mg/kcal), mas algumas delas são praticamente indisponíveis, como, por exemplo, a do espinafre.

É relativamente simples estimar as necessidades fisiológicas de ferro medindo as perdas obrigatórias do organismo. Estudos realizados no Laboratório de Nutrição da FCF – USP apontam para uma ingestão de ferro variando em cerca de 6,0 mg a 12,0 mg/dia, e a biodisponibilidade ao redor de 5% em dietas mistas.

Dentre as causas da anemia, a principal é a deficiência de ferro, que pode ocorrer tanto pela falta de ingestão como pelo aumento das perdas. A anemia por deficiência de ferro é microcítica e hipocrômica. Essa deficiência atinge uma proporção significativa de crianças e mulheres em idade fértil. No Brasil, a prevalência de anemia é alta, variando de 22% a 60% em crianças menores de cinco anos de idade em algumas regiões estudadas. A anemia é definida como a concentração de hemoglobina no sangue total abaixo de 85% da média para uma fase da vida específica da população. Se o critério mais sensível de ferritina baixa no plasma for utilizado para indicar baixas reservas, 25% a 30% das mulheres as apresentam. Não há mecanismo fisiológico no organismo para a remoção do excesso de ferro e, embora o maior problema mundial seja a deficiência, há condições que podem levar a um acúmulo perigoso das reservas no organismo, como na hemocromatose, uma doença genética, cuja principal causa é a ingestão excessiva de ferro, especialmente associada com o consumo de bebidas alcoólicas, que aumenta sua absorção.

TABELA 5.2 – Ingestão de referência de ferro (IOM – DRIs)			
Fases da vida	AI/EAR mg/dia	RDA mg/dia	UL mg/dia
0-6 meses	0,27		40,0
7-12 meses	6,9	11,0	40,0
1-3 anos	3,0	7,0	40,0
4-8 anos	4,1	10,0	40,0
Meninos			
9-13 anos	5,9	8,0	40,0
14-18 anos	7,7	8,0	45,0
Meninas			
9-13 anos	5,7	8,0	40,0
14-18 anos	7,9	15,0	45,0
Homens			
19 > 70 anos	6,0	8,0	45,0
Mulheres			
19-30 anos	8,1	18,0	45,0
31-50 anos	8,1	18,0	45,0
51-70 anos	5,0	8,0	45,0
> 70 anos	5,0	8,0	45,0
Gravidez			
14-18 anos	23,0	27,0	45,0
19-50 anos	22,0	27,0	45,0
Lactação			
14-18 anos	7,0	10,0	45,0
19-50 anos	6,5	9,0	45,0

Fonte: Institute of Medicine (IOM), National Academy Press, 2001.

5.3 Cobre

O cobre é constituinte de enzimas com atividade de oxidação e redução. Esse elemento químico está envolvido no metabolismo, no sistema imune e na redução do risco de doenças cardiovasculares. O estudo da deficiência ou do excesso de cobre foi possível, considerando dois erros congênitos raros do metabolismo: a **Síndrome de Menkes**, em que ocorre um defeito na absorção intestinal de cobre, levando à deficiência funcional grave; e a **Doença de Wilson**, na qual há um defeito na excreção de cobre pela bile, levando a um maior acúmulo nos tecidos.

A deficiência de cobre pode levar à anemia por deficiência de ferro. O cobre pode agir tanto como pró-oxidante como antioxidante. Tanto o excesso quanto a deficiência de cobre têm sido implicados na aterogênese. A deficiência de cobre e zinco na desnutrição proteico-calórica leva à atividade reduzida da superóxido dismutase (dependente desses dois minerais), que tem sido implicada na etiologia do *Kwashiorkor*. A deficiência de cobre, particularmente em neutrófilos e macrófagos, compromete o sistema de defesa imunológico inato, contribuindo para uma maior suscetibilidade às infecções.

O cobre pode ser tóxico em altas quantidades (gramas). Sais de cobre podem levar à intoxicação aguda. Quantidades perigosas podem ser ingeridas de alimentos ácidos que permaneceram por muito tempo em contato com recipientes de cobre metálico. A intoxicação crônica de cobre é mais o resultado da falha na excreção de cobre do que decorrente de uma ingestão excessiva. A ingestão do mineral no Brasil é limítrofe, e quando for indicada a suplementação com outros minerais como zinco e ferro, deve-se tomar muito cuidado para não prejudicar a absorção de cobre. A suplementação de zinco da ordem de 25 a 50 mg/dia, considerada não exagerada, pode interferir no estado nutricional do indivíduo em relação ao cobre. A ingestão de altas doses de vitamina C também pode prejudicar a absorção de cobre.

TABELA 5.3 – Recomendações de ingestão diária de cobre			
Fases da vida	Sexo	EAR/AI * (µg Cu/dia)	RDA (µg Cu/dia)
0-6 meses	M, F	200*	
7-12 meses	M, F	220*	
1-3 anos	M, F	260	340
4-8 anos	M, F	340	440
9-13 anos	M	540	700
14-18 anos	M	685	890
9-13 anos	F	540	700
14-18 anos	F	685	890
19-50 anos	M, F	700	900
51-70 anos	M, F	700	900
> 70 anos	M, F	700	900
Gestantes			
14-18 anos	23,0	785	1.000
19-30 anos	22,0	800	1.000
31-50 anos		800	1.000
Lactantes			
14-18 anos	7,0	985	1.300
19-30 anos	6,5	1.000	1.300
31-50 anos		1.000	1.300

Fonte: Institute of Medicine (IOM), National Academy Press, 2000.

5.4 Zinco

O zinco (Zn) é o segundo elemento-traço mais abundante no corpo humano. Seu reconhecimento como essencial para o ser humano se deu nos anos 1960, no Egito e no Irã. É um componente essencial para a atividade de mais de 300 enzimas. Participa da síntese e degradação de carboidratos, lipídeos, proteínas e ácidos nucleicos, além de desempenhar uma função primordial na transcrição de nucleotídeos e, consequentemente, na regulação da expressão gênica. É necessário para o funcionamento adequado de linfócitos e fibroblastos, o que o torna essencial na defesa imunológica e na cicatrização.

Cerca de 10% a 35% do zinco ingerido são absorvidos normalmente dos alimentos. Os alimentos considerados boas fontes são carnes, fígado, ovos e alimentos marinhos. Alimentos de maior densidade (mg/kcal) de zinco são: ostras, germe de trigo, caranguejo, camarão, carne de vaca e de porco, fígado, peru e legumes. Fontes vegetais como nozes, feijão e cereais integrais podem contribuir para suprir as necessidades de zinco para o organismo. Cereais integrais são relativamente ricos, mas o processamento leva a uma perda de cerca de 80%. A ingestão de zinco está, com frequência, relacionada à de proteínas. Alimentos pobres em proteínas, em geral, apresentam menor concentração de zinco.

Os principais sinais clínicos da deficiência grave de zinco em humanos são: retardo no crescimento, atraso na maturação sexual, desenvolvimento de dermatite, diarreia e alopecia, perda do apetite e mudanças comportamentais. O aumento na susceptibilidade a infecções reflete distúrbios no sistema imune. A deficiência grave de zinco só pôde ser observada em virtude da **acrodermatite enteropática**, uma doença rara, hereditária, autossômica recessiva, que apresenta como defeito básico a falha na absorção intestinal e na transferência de zinco. Ocorre uma dermatite progressiva, com conjuntivite, fotofobia e opacidade da córnea, distúrbio gastrointestinal e sinais neurológicos. Os pacientes apresentam ainda retardo do crescimento e hipogonadismo. Os efeitos da deficiência moderada ou leve são menos evidentes e podem passar despercebidos, motivo pelo qual essas deficiências costumam ser englobadas no contexto **fome oculta**. A ingestão de zinco em dietas brasileiras tem variado de baixa, ao redor de 5 mg/dia para alguns grupos da população, até 10 mg/dia, em geral associada com baixas concentrações no plasma e eritrócitos.

TABELA 5.4 – Recomendação de ingestão diária de zinco

	Idade	AI (mg/dia)	EAR (mg/dia)	RDA (mg/dia)	UL (mg/dia)
Crianças	0-6 meses	2,0			4,0
	7-12 meses		2,2	3,0	5,0
	1-3 anos		2,2	3,0	7,0
	4-8 anos		4,0	5,0	12,0
	9-13 anos		7,0	8,0	23,0
Homens	14-18 anos		8,5	11,0	34,0
	19-30 anos		9,4	11,0	40,0
	31-50 anos		9,4	11,0	40,0
	51-70 anos		9,4	11,0	40,0
	> 70 anos		9,4	11,0	40,0
Mulheres	14-18 anos		7,5	9,0	34,0
	19-30 anos		6,8	8,0	40,0
	31-50 anos		6,8	8,0	40,0
	51-70 anos		6,8	8,0	40,0
	> 70 anos		6,8	8,0	40,0

Fonte: Institute of Medicine (IOM), National Academy Press, 2001.

5.5 Iodo

A deficiência de iodo foi descrita em países do oriente, vários séculos antes de Cristo, e era tratada com o uso de algas marinhas. Ainda hoje, a deficiência de iodo é um problema de saúde pública. Acredita-se que cerca de 1,5 bilhão de pessoas está em situação de risco nutricional, sobretudo por habitar regiões deficientes nesse elemento. Ao redor de 656 milhões de pessoas possuem bócio e 43 milhões têm algum grau de deficiência mental, incluindo 11,2 milhões de indivíduos com cretinismo. No Brasil, várias regiões apresentam níveis consideráveis de deficiência, como, por exemplo, Maranhão (18,2%), Goiás (35,9%), Minas Gerais (47,5%) e Pará (22%). Porém deve-se considerar que todos os indicadores apontam para melhoras significativas a partir de programas voltados para a fortificação de alimentos, como a do sal de cozinha com iodo.

Embora o termo bócio seja utilizado como sinônimo de deficiência de iodo, em virtude da expansão dos conhecimentos sobre outros efeitos e consequências da deficiência desse elemento, tem-se recomendado a utilização mais apropriada do termo IDD (desordem associada à deficiência de iodo). Como essa deficiência pode ser evitada por meio de programas de intervenção, em maio de 1990, durante a 43ª Conferência Mundial de Saúde em Genebra, foi aprovada por unanimidade, pelos representantes de Estado presentes, a resolução pela qual a OMS se comprometeria com o objetivo de eliminar as IDDs como problema de saúde pública em todos os países do mundo até o ano 2000. Uma resolução similar foi adotada pelo Unicef em abril de 1990. Chegou-se à virada do milênio e até o momento esse objetivo ainda não foi totalmente cumprido.

O iodo foi o segundo micronutriente a ser reconhecido como essencial para a saúde, em 1850. É um componente essencial dos hormônios da glândula tireoide, tiroxina (T_4) e tri-iodotironina (T_3). O papel fundamental do iodo na nutrição se deve à influência desses hormônios no crescimento e no desenvolvimento de seres humanos e de outros animais. Os efeitos das IDDs podem ser mais observados nos estágios de desenvolvimento mais rápido, em particular no período fetal (intrauterino), nos recém-nascidos e nas crianças.

O desenvolvimento cerebral, tanto do feto como do recém-nascido, é particularmente afetado se os níveis de tiroxina da mãe estiverem baixos em decorrência de uma ingestão de iodo inferior a 25% da recomendada. Quando a ingestão encontra-se abaixo de 50% do normal, está associada à incidência de bócio. Crianças que apresentam o bócio têm um rendimento escolar baixo, além de outros comprometimentos, que podem ser evitados com o desenvolvimento de programas de fortificação de alimentos ou de suplementação com o elemento.

A atividade da glândula tireoide é regulada por um mecanismo de controle que envolve o eixo tireoide-hipotálamo-pituitária. Quando a ingestão alimentar de iodo é limitada, a síntese do hormônio tireoidiano não é adequada, e a sua secreção diminui. Isso estimula o mecanismo de retroalimentação do eixo, resultando num aumento da secreção do hormônio tireotrófico (TSH), o qual, em resposta, promove um aumento da captação de iodo pela glândula. Se a ingestão de iodo for insuficiente por longos períodos, a glândula tireoide sofre hipertrofia, resultando no desenvolvimento de bócio por deficiência de iodo.

A deficiência de iodo engloba: retardo mental irreversível, bócio, falha reprodutiva, aumento da mortalidade infantil e comprometimento socioeconômico. A biodisponibilidade do iodo pode ser comprometida por substâncias consideradas bociogênicas como, por exemplo, o glicosinolato e outros compostos encontrados naturalmente em alimentos como mandioca, milho, broto de bambu, batata-doce e algumas variedades de leguminosas. Recomenda-se, para prevenção desses efeitos, um aumento de 50% na ingestão de iodo quando alimentos com atividade bociogênica fizerem parte da alimentação de grupos populacionais.

Evidências recentes sugerem que o selênio possa estar envolvido no metabolismo do iodo, por meio da ação de selenoenzimas dependentes desse elemento químico. Em alguns casos, o engrandecimento da tireoide é suficiente para permitir a produção normal de tiroxina (T_4) mesmo com uma ingestão baixa, resultando numa concentração circulante normal do hormônio (bócio eutireoide). Mais comumente, entretanto, o suprimento de iodo pode ser inadequado para as necessidades de síntese de T_4, e o resultado é o hipotireoidismo, que é caracterizado pela baixa razão de metabolismo basal, baixa temperatura corporal, apatia mental, uma aparência de face de lua e ganho de peso.

O efeito da deficiência de iodo na gravidez é desastroso para o feto em desenvolvimento; há comprometimento grave do desenvolvimento cerebral, levando ao cretinismo. Pacientes com hipertireoidismo têm uma alta razão metabólica, aumento da temperatura corporal e perda de peso mesmo com ingestão energética normal; caracteristicamente seus olhos são protuberantes.

O conteúdo de iodo dos alimentos e a ingestão total na dieta diferem de uma região para outra em função das características geoquímicas, do solo e das condições culturais que interferem na escolha dos alimentos e na ingestão de alimentos de origem animal. Alimentos marinhos são fontes excelentes de iodo, mas em geral são consumidos em pequenas quantidades; sal iodado, leite e ovos são as principais fontes alimentares do elemento; as carnes e os cereais compreendem as fontes secundárias. Produtos vegetais são, em geral, pobres em iodo. Dentre os alimentos fortificados, temos o sal enriquecido com iodato de potássio.

O óleo iodado ministrado na forma de injeção tem sido utilizado em regiões onde a incidência de bócio é grave. A dose deve ser repetida após 3 a 5 anos. O método mais apropriado de suplementação com iodo depende da gravidade da deficiência na população, graduada com base na excreção desse mineral e na prevalência de bócio e cretinismo.

A recomendação habitual de iodo segundo as DRIs é de 100 a 150 µg por dia (0,8 a 1,22 µmol/dia) para adultos. Essa concentração é adequada para manter a função normal da tireoide, essencial para o crescimento e o desenvolvimento do organismo. Na presença de substâncias bociogênicas na dieta, a recomendação de ingestão é de 200 a 300 µg por dia (1,6 a 2,4 µmol/dia).

As concentrações de substâncias bociogênicas ingeridas em países ocidentais não são consideradas de risco para o desenvolvimento de deficiência de iodo. Já segundo a OMS, o United Nations Children's Fund (Unicef) e o International Council for the Control of Iodine Deficiency Disorders (ICCIDD), as recomendações de ingestão de iodo para crianças é de 90 µg por dia desde o nascimento até 1 ano de idade (15,0 µg/kg/dia); de 90 µg por dia para crianças de 1 a 6 anos de idade (6,0 µg/kg/dia); de 120µg por dia para crianças de 7 a 12 anos de idade (4,0 µg/kg/dia). Para adolescentes e adultos a recomendação é de 150 µg por dia (2,0 µg/kg/dia) e para gestantes e lactantes, de 200 µg por dia (3,5 µg/kg/dia).

TABELA 5.5 – Recomendação de ingestão diária de iodo (IOM – DRIs)			
Fases da vida	EAR/AI*	RDA	UL
0-6 meses	110*		
7-12 meses	130*		
1-3 anos	65	90	200
4-8 anos	65	90	300
9-13 anos	73	120	600
14-18 anos	95	150	900
Acima de 19 anos	95	150	1.100
Gestantes	160	220	1.100 (<18 anos: 900)
Lactantes	209	290	1.100 (<18 anos: 900)

UL – *Upper Levels* = Limite máximo tolerado de ingestão do nutriente.
Fonte: Institute of Medicine (IOM), National Academy Press, 2001.

5.6 Selênio

O selênio foi descoberto em 1817 pelo químico sueco Jons Jakob Berzelius. Inicialmente, foi considerado um elemento cancerígeno e altamente tóxico para a saúde humana, porém, em 1957, Schwartz e Foltz descobriram sua essencialidade para os mamíferos. Rotruck, em 1973, isolou a enzima glutationa peroxidase, demonstrando a necessidade desse elemento para a atividade da enzima. Em 1979, foi reconhecida sua essencialidade na nutrição humana a partir do diagnóstico da *Doença de Keshan*, uma cardiomiopatia descoberta na China (*Keshan Disease Reserch Group*, 1979), associada com a deficiência de selênio.

Hoje, com o avanço das pesquisas, muitas funções estão sendo atribuídas ao selênio, como redução dos peróxidos orgânicos e inorgânicos; provável ação anticancerígena; potencialização do sistema imunológico; participação na conversão dos hormônios T_4 (tiroxina) para o T_3 (tri-iodotironina); detoxificação do organismo contra metais pesados e xenobióticos; estabilização do metabolismo do ácido araquidônico; além de favorecer a síntese da metionina a partir da homocisteína, diminuindo o risco de doenças cardiovasculares. Outro achado recente é o papel mediador do selênio na ação da insulina, por meio de mecanismos moleculares ainda não completamente elucidados.

Todavia, novos estudos ainda são necessários para explicar os vários mecanismos fisiológicos de ação do selênio. O selênio ocorre em todos os solos, em concentrações que variam de 0,1 $\mu g \cdot g^{-1}$ até 1 $\mu g \cdot g^{-1}$. A concentração de selênio encontrada nos solos é dependente de fatores geoquímicos, em especial da natureza das rochas originárias dos solos. Enquanto rochas ricas em granito e basalto são pobres em selênio, rochas vulcânicas incandescentes, calcárias, de carvão e de pirita são ricas nesse elemento.

Além da quantidade de selênio no solo, é importante considerar suas outras características físico-químicas, que influenciam a biodisponibilidade do selênio para plantas e animais. Na natureza, o selênio encontra-se nos estados de oxidação 0, +2, +4 e +6. Em geral, nos solos ácidos, o selênio está como selênio elementar (0), selenido (+2) e selenito (+4), que são menos solúveis e assimiláveis, enquanto em terras alcalinas há mais selenato (+6), mais solúvel e assimilável pelas plantas e pelos animais.

O homem obtém selênio dos alimentos, dos suplementos, da água e do ar. Como a quantidade de selênio contida nos alimentos depende das características do solo, a concentração desse elemento nos alimentos pode ser muito heterogênea, até num mesmo alimento se este for proveniente de áreas diferentes. Além da distribuição geográfica do selênio no solo, a quantidade normalmente ingerida por um indivíduo ainda dependerá dos hábitos alimentares e da associação entre o fator econômico e a concentração do selênio na dieta.

Poucos dados foram publicados sobre ingestão de selênio nos diversos estados brasileiros. Os existentes mostram uma variação de 18 a 139 µg/dia, valor que pode ser considerado de baixo a adequado dependendo de cada região e da faixa de renda considerada.

Com a descoberta da Doença de Keshan, foi possível o uso de dados epidemiológicos para estabelecer a recomendação basal de selênio. Em estudos realizados na China, observou-se que a doença não existia quando os níveis de ingestão de selênio de um indivíduo adulto de 60 kg era igual ou superior a 19,1 µg/dia. Esse valor foi associado com o não aparecimento dos sinais clínicos da deficiência desse nutriente. Considerou-se esse critério como indicador da ingestão média mínima da população, da mesma forma que a recomendação para manter a concentração basal de selênio no sangue. O leite materno é reconhecido como ótima fonte de selênio para os bebês durante o primeiro ano de vida.

TABELA 5.6 – Recomendação de ingestão diária de selênio

Fases da vida	Gênero	EAR/AI* Se, µg/dia	RDA Se, µg/dia	UL Se, µg/dia
0-6 meses	M&F	15*		
7-12 meses	M&F	20*		
1-3 anos	M&F	17	20	90
4-8 anos	M&F	23	30	150
9-13 anos	M&F	35	40	280
14-18 anos	M&F	45	55	400
Acima de 19 anos	M&F	45	55	400
Gestantes	F	49	60	400
Lactantes	F	59	70	400

Fonte: Institute of Medicine (IOM), National Academy Press, 2000.

O risco de toxicidade é efetivo com ingestão maior de 850 μg/dia, e os sinais de toxicidade (selenose) estão relacionados com deformidades nas unhas das mãos e dos pés, nos cabelos, possivelmente nos dentes, na pele, no trato gastrointestinal e no sistema nervoso. As unhas tornam-se quebradiças, com pontos brancos e estrias longitudinais na superfície e em seguida perdem partes do tecido, iniciando pelos polegares. Os cabelos tornam-se sem brilho, formam pontas duplas e quebram facilmente na raiz; o cabelo que torna a nascer é, em geral, despigmentado. Isso acontece nos pelos de todo o corpo, incluindo cabeça, axilas, braço e área púbica. Nos dentes, aparecem manchas semelhantes às da fluorose, com aumento da incidência de cárie dental. Na pele ocorrem lesões com aparência inflamada e eruptiva, às vezes ulcerada. Os indivíduos com intoxicação crônica exalam odor de alho, provocado pela eliminação excessiva do dimetilselenido. Anormalidades no sistema nervoso só ocorrem nos casos muito graves, com sintomas que incluem paralisia periférica, formigamentos, hiper-reflexão dos tendões, espasmos, distúrbio motor e hemiplegia. Às vezes, são relatados distúrbios digestivos, semelhantes à intoxicação alimentar. Os fatores que influenciam na gravidade e no tempo de aparecimento dos sinais clínicos à intoxicação por selênio são: idade, estado de nutrição e saúde do indivíduo e recidivas de alta ingestão do mineral.

5.7 Vitamina A

A vitamina A participa do processo visual, no grupo prostético das opsinas. A cegueira noturna é um dos primeiros sintomas de sua deficiência. A vitamina A atua na síntese de algumas glicoproteínas, na produção de muco e na resistência às infecções, além de ter ação como reguladora e moduladora do crescimento e diferenciação celular.

A deficiência de vitamina A é um problema de saúde pública e provavelmente a causa mais importante a ser combatida para a prevenção da cegueira de crianças de países em desenvolvimento. No entanto, a deficiência de vitamina A ainda é um problema nutricional mundial, sendo observada junto com a deficiência de ferro em países desenvolvidos. O retinol, vitamina A pré-formada, é encontrado apenas em alimentos de origem animal. Já os carotenoides, precursores de vitamina A, são encontrados no reino vegetal, destacando-se o β-caroteno, quantitativamente o mais importante, além dos α e γ carotenos e da criptoxantina.

No Brasil existem programas governamentais para a prevenção da cegueira e morte de crianças abaixo de cinco anos, sendo distribuídos suplementos com doses únicas de 60 mg de acetato ou palmitato de retinol, associadas a medidas de longa duração pelo incentivo de consumo de vegetais folhosos e frutas, ou ainda por meio do enriquecimento de alimentos. A vitamina A pode ser adicionada a uma variedade de alimentos, mas, do ponto de vista de saúde pública, alimentos enriquecidos precisam ser cuidadosamente direcionados para grupos vulneráveis da população.

O estado nutricional do indivíduo em relação à vitamina A pode ser medido por testes funcionais, clínicos e bioquímicos. A dosagem do retinol sérico é um dos indicadores bioquímicos mais utilizados no diagnóstico do estado nutricional de vitamina A e é o melhor indicador em casos de deficiência. Em estudos de campo, sinais clínicos de deficiência de vitamina A como mancha de Bitot, xerose e ulceração da córnea, e ceratomalácia podem ser utilizados para identificar os indivíduos que sofrem da deficiência.

TABELA 5.7 – Recomendações de ingestão diária de vitamina A

Fases da vida	Gênero	EAR µg/dia	RDA/AI* µg/dia	UL µg/dia
0-6 meses			400*	600
7-12 meses			500*	600
1-3 anos		210	300	600
4-8 anos		275	400	900
9-13 anos	M	445	600	1.700
14-18 anos	M	630	900	2.800
19 > 70 anos	M	625	900	3.000
9-13 anos	F	420	600	1.700
14-18 anos	F	485	700	2.800
19 > 70 anos	F	500	700	3.000
Gestantes	F < 18 anos F > 18 anos	530 550	750 770	2.800 3.000
Lactantes	F < 18 anos F > 18 anos	880 900	1.200 1.300	2.800 3.000

Fonte: Institute of Medicine (IOM), National Academy Press, 2001.

As fontes mais ricas da dieta são aquelas provenientes dos alimentos de origem animal, como fígado, leite e derivados e ovos, que são complementadas pelos alimentos de origem vegetal, em particular aqueles ricos em β caroteno. É importante destacar que a vitamina A (na forma de retinol) em excesso pode ter efeitos adversos à saúde, portanto os valores de UL não devem ser ultrapassados.

5.8 Vitamina D

A vitamina D é sintetizada na pele por via não enzimática, por ação dos raios UV radiação B. Porém, se a exposição do indivíduo à luz não for adequada, como no caso de indivíduos idosos que vivem em instituições com baixa exposição solar, ou aqueles que habitam países onde o nível de radiação é baixa, o fornecimento por via alimentar será necessário.

As formas da vitamina D disponíveis na natureza são o ergocalciferol (vitamina D_2) e o colecalciferol (vitamina D_3). A vitamina D é biologicamente inativa e necessita ser transformada em seu metabólito ativo $1,25(OH)_2D_3$ (1,25 dihidroxicolicalciferol ou calcitriol) para exercer sua função. Essa forma ativa regula a transcrição de um número expressivo de genes que codificam proteínas transportadoras de cálcio e proteínas da matriz óssea. A vitamina D modula a transcrição de genes relacionados ao ciclo proteico que diminuem a proliferação celular e aumentam a diferenciação celular. Essa propriedade pode explicar a ação da vitamina D na ressorção óssea, no transporte intestinal de cálcio e na pele. A vitamina D também possui propriedades imunomoduladoras que podem alterar as respostas a infecções *in vivo*.

A vitamina D tem como função principal em humanos a manutenção das concentrações de cálcio e fósforo no soro em uma variação normal, o que ocorre em razão da maior eficiência de absorção desses minerais no intestino delgado e da regulação da atividade osteoblástica e osteoclástica dos ossos. O calcitriol age aumentando a absorção intestinal de cálcio, reduzindo sua excreção pelo aumento da reabsorção nos túbulos renais e pela mobilização do mineral dos ossos. O calcitriol pode agir em outros locais do organismo.

Todas as ações propostas para a vitamina D têm sido cada vez mais estudadas com resultados muito promissores, sobretudo em relação à diminuição de risco para doenças crônicas não transmissíveis. As principais fontes de vitamina D da alimentação são os óleos de fígado de peixes, manteiga e queijos gordurosos. As concentrações de vitamina D nesses alimentos podem ser alteradas em função da estação do ano, sendo menores no inverno. Alimentos fortificados, como ovos, leite e derivados, e margarinas são outras boas fontes dessa vitamina. Entretanto, acredita-se que a síntese pela pele tenha significância maior do que aquela relacionada à ingestão alimentar.

As recomendações de ingestão de vitamina D podem ser expressas em microgramas (µg) ou em Unidade Internacional (UI). A taxa de conversão é 1 µg da vitamina D = 40 UI, mas se a necessidade for suprida pela 25(OH) D (25 hidroxivitamina D), será 1 UI = 5µg de 25 (OH) D. Alguns autores têm sugerido que as necessidades são maiores do que aquelas estabelecidas pelas DRIs, e sugerem que elas sejam reavaliadas. As DRIs atuais são apresentadas a seguir.

TABELA 5.8 – Recomendações de ingestão diária de vitamina D		
Fases da vida	AI (*Adequate intake*) µg (UI)/dia	UL (*Upper level*) µg (UI)/dia
0-6 meses	5,0 (200)	25,0 (1.000)
1-50 anos	5,0 (200)	50,0 (2.000)
51-70 anos	10,0 (400)	50,0 (2.000)
> 70 anos	15,0 (600)	50,0 (2.000)
Gestantes	5,0 (200)	50,0 (2.000)
Lactantes	5,0 (200)	50,0 (2.000)

Fonte: Institute of Medicine (IOM), National Academy Press, 1997.

A deficiência de vitamina D ocorre em indivíduos com pouca exposição ao sol e naqueles com problemas no metabolismo de lipídeos. Por outro lado, a recomendação de uso de cremes contendo filtros solares que bloqueiam a ação dos raios UV-B, visando à prevenção do câncer de pele, tem restringido a disponibilidade de vitamina para o organismo, o que também poderá levar à deficiência dessa vitamina.

A deficiência grave em adultos leva à osteomalácia, que se caracteriza pela falha na mineralização da matriz orgânica dos ossos, aumentando o risco de fraturas. Em idosos, como a síntese da vitamina é menor, pode haver diminuição na absorção de cálcio e aumentar o risco de osteoporose na pós-menopausa. Em crianças, a deficiência de vitamina D pode levar ao raquitismo, com anormalidades ósseas.

Atualmente, a deficiência de vitamina D está cada vez mais sendo associada a doenças crônicas não transmissíveis, como câncer, doenças cardiovasculares e diabetes, entre outras, com grandes avanços no sentido de redução de risco com uma ingestão adequada. A fortificação de alimentos com vitamina D, em geral, tem demonstrado melhora no estado nutricional dos indivíduos adultos em relação à vitamina.

A ingestão excessiva de vitamina D causa fraqueza, náuseas, perda de apetite, dor de cabeça, dores abdominais, cãibras e diarreia. Em concentrações muito acima das recomendadas pode causar hipercalcemia, portanto deve ser tomado um cuidado maior em especial quando for recomendada suplementação para crianças. Tais efeitos foram observados em doses de 45 µg/dia para crianças e de 250 µg/dia para adultos. Mesmo após a descontinuidade da ingestão excessiva, o efeito ainda persiste por muitos meses, uma vez que essa vitamina é armazenada no tecido adiposo e lentamente liberada para a circulação. Portanto, a quantidade adicionada em alimentos fortificados deve ser controlada para não colocar em risco crianças com baixo limiar para intoxicação e com risco de hipercalcemia e calcinose.

5.9 Ácido fólico e vitamina B$_{12}$

O ácido fólico e a vitamina B$_{12}$ agem na transferência de carbono numa grande variedade de reações biossintéticas e catabólicas. A deficiência dessas vitaminas produz efeitos clínicos semelhantes. O folato é encontrado em vários alimentos, e sua biodisponibilidade varia de 40 a 70%. O ácido fólico, que é a forma utilizada para fortificação de alimentos e para suplementação, é mais biodisponível que o folato dos alimentos. Já a vitamina B$_{12}$ pode ser encontrada apenas em alimentos de origem animal.

Durante os últimos anos, evidências têm demonstrado que a espinha bífida e outros defeitos do tubo neural estão associados com a baixa ingestão de folato e que o aumento da ingestão durante a gestação poderia ser um fator de proteção. Atualmente, a suplementação dessa vitamina no início da gestação está bem estabelecida, sendo recomendados 400 µg/dia. No entanto, como o fechamento do tubo neural ocorre no 28º dia de gestação – antes de a mulher ter conhecimento de seu estado –, recomenda-se que toda mulher na idade fértil receba suplementos de folato.

Por sua vez, idosos que recebem esses suplementos, sobretudo em virtude de políticas nutricionais de enriquecimento obrigatório de alimentos, devem ser monitorados, uma vez que a deficiência de B_{12} é comum nesse estágio de vida e o suplemento com ácido fólico pode mascarar essa deficiência, levando ao aparecimento de distúrbios neurológicos.

A absorção da vitamina B_{12} ocorre por meio de sua ligação a uma glicoproteína secretada pelas células gástricas parietais, chamada fator intrínseco, no lúmen intestinal. A gastrite atrófica com diminuição da produção de ácido clorídrico no estômago, comum na idade avançada, pode diminuir a disponibilidade da vitamina B_{12} para o organismo. Outro grupo da população em risco de deficiência alimentar de vitamina B_{12} é o dos vegetarianos estritos (veganos). No homem, a deficiência tanto de ácido fólico como de B_{12} resulta em anemia megaloblástica. Por causa do dano neurológico que acompanha a deficiência de B_{12}, a condição é conhecida como anemia perniciosa. Insônia, esquecimentos e irritabilidade durante o desenvolvimento da deficiência de folato respondem bem à administração da vitamina. Trabalhos recentes sugerem que o ácido fólico, assim como a vitamina B_{12} e a vitamina B_6, poderia reduzir os níveis de homocisteína, relacionados ao risco de doenças cardiovasculares, entretanto ainda existem controvérsias na literatura. Os principais alimentos fontes de folato são os vegetais folhosos.

TABELA 5.9 – Recomendação de ingestão diária de folato

Fases da vida	EAR (µg/dia)	RDA/AI* (µg/dia)	UL (µg/dia)
0-6 meses		65*	
7-12 meses		80*	
1-3 anos	120	150	300
4-8 anos	160	200	400
9-13 anos	250	300	600
14-18 anos	330	400	800
> 19 anos	320	400	
Gestantes			
14-18 anos	520	600	800
18-50 anos	520	600	1.000
Lactantes			
14-18 anos	450	500	800
18-50 anos	450	500	1.000

Fonte: Institute of Medicine (IOM), National Academy Press, 1998.

TABELA 5.10 – Recomendações de ingestão diária de vitamina B_{12}

Fases da vida	EAR (µg/dia)	RDA (µg/dia)
0-6 meses		0,4*
7-12 meses		0,5*
1-3 anos	0,7	0,9
4-8 anos	1,0	1,2
9-13 anos	1,5	1,8
> 14 anos	2,0	2,4
Gestantes	2,2	2,6
Lactantes	2,4	2,8

Fonte: Institute of Medicine (IOM), National Academy Press, 1998.

5.10 Ácido ascórbico

A vitamina C é conhecida como ácido ascórbico, L–ácido ascórbico, ácido dehidroascórbico ou vitamina antiescorbútica. O composto fisiologicamente mais importante é o L–ácido ascórbico. A função mais bem caracterizada da vitamina C é a síntese de colágeno. Também exerce ação na síntese de neurotransmissores, hormônios esteroides, carnitina, conversão do colesterol para ácidos biliares, degradação da tirosina e metabolismo iônico de minerais e aumento na biodisponibilidade de ferro. Como agente redutor, possui efeitos não enzimáticos, por exemplo, sequestrando radicais livres. Por outro lado, em altas concentrações, o ascorbato pode reduzir o oxigênio molecular para superóxido, tendo nesse caso ação pró-oxidante. Com a ingestão normal recomendada (até 100 mg/dia), cerca de 80 a 95% do ascorbato alimentar são absorvidos. Quando as quantidades aumentam, a absorção diminui proporcionalmente à dose.

Embora não haja um órgão específico que armazene a vitamina C no organismo, os sinais de deficiência em indivíduos bem nutridos só se desenvolvem após 4 a 6 meses de baixa ingestão, quando as concentrações plasmáticas e nos tecidos diminuem consideravelmente. A excreção urinária de ascorbato cai para níveis indetectáveis na deficiência, podendo nesses casos ser um meio indicativo – é relativamente fácil avaliar as reservas corporais de vitamina C medindo a excreção após uma dose teste de 500 mg de ascorbato (durante 6 horas). A concentração de ascorbato no sangue também tem sido utilizada para avaliar o estado nutricional em relação à vitamina C. A ingestão de cerca de 80-100 mg/dia já leva a um aumento quantitativo na excreção urinária de vitamina C não metabolizada, indicando que, nesse nível, as reservas nos tecidos estão saturadas. Portanto, é difícil justificar uma recomendação além da capacidade de armazenamento dos tecidos. Quantidades diárias de 1.000 mg têm sido consumidas sem efeitos adversos conhecidos. A ingestão de 2.000 mg ou mais pode causar gastrenterite transiente ou diarreia osmótica em alguns indivíduos. O ascorbato aumenta a absorção intestinal de ferro inorgânico e, portanto, é frequentemente prescrito junto com suplementos desse mineral.

TABELA 5.11 – Recomendações de ingestão diária de vitamina C				
Fases da vida	Gênero	EAR µg/dia	RDA/AI* µg/dia	UL µg/dia
0-6 meses			40	
7-12 meses			50	
1-3 anos		13	15	
4-8 anos		22	25	
9-13 anos		39	45	2
14-18 anos	M	63	75	2
14-18 anos	F	56	65	2
> 19 anos	M	75	90	2
> 19 anos	F	60	75	2
Gestantes < 18		66	80	2
Gestantes > 18		70	85	2
Lactantes < 18		96	115	2
Lactantes > 18		100	120	2

Fonte: Institute of Medicine (IOM), National Academy Press, 2000.

6 Estilos de vida saudáveis

Segundo a OMS, o aumento mundial das doenças crônicas não transmissíveis está relacionado às alterações na alimentação e nos estilos de vida, atualmente ditados pela industrialização, pela urbanização, pelo desenvolvimento econômico e pela globalização. A obesidade é hoje considerada epidêmica, com todas as suas implicações para a saúde, e isso não apenas em países desenvolvidos, mas também naqueles considerados "em desenvolvimento": nações com menor poder aquisitivo já apresentam altos níveis de obesidade, ou seja, passaram direto de um estágio de desnutrição do tipo marasmática para o excesso de peso.

O desenvolvimento tecnológico, que, por um lado, favorece nossas atividades, por outro, contribui para a diminuição do gasto energético. Antigamente, a maioria da população não dispunha de carros particulares, andava grandes distâncias, deslocava-se mais para realizar suas tarefas, muito diferentemente do que se observa hoje. Fatores como a melhora nos padrões de vida, a expansão e a diversificação na disponibilidade de alimentos e o aumento no acesso aos serviços de saúde favorecem nossa condição de vida, porém diminuem o tempo disponível para lazer, para atividade física, e alteram os padrões alimentares. Se antes esses padrões tinham como base a alimentação no lar, hoje, o número de refeições realizadas fora de casa é cada vez maior.

As principais mudanças nos padrões alimentares foram: o aumento do consumo de dietas ricas em gorduras, sobretudo em gordura saturada, e a diminuição no consumo de carboidratos complexos e micronutrientes. Quando se compara a alimentação de nossos ancestrais com a alimentação atual, observa-se que houve mudanças significativas, e segundo alguns autores as doenças crônicas não transmissíveis têm sido uma consequência da falta de adaptação de nossos genes na escala evolutiva para essas mudanças.

A ciência da nutrição tem evoluído de forma jamais vista, desvendando as ações de cada nutriente até ao nível molecular, porém não basta apenas ter o conhecimento, é necessário aplicá-lo. Os indivíduos se alimentam hoje mais por impulso, escolhendo os alimentos preferencialmente pelo sabor e raramente ou nunca considerando as qualidades nutricionais. No momento em que houver maior conscientização sobre a importância de uma alimentação adequada para a saúde, longevidade e qualidade de vida, poderemos antever melhores resultados não apenas em nível individual, mas também para o desenvolvimento econômico.

A OMS, em uma projeção para 2020, estima que as doenças crônicas representarão cerca de 3/4 de todas as mortes no mundo, e que 71% das mortes serão por doenças cardiovasculares, 75% decorrentes de acidentes vasculares cerebrais e 70% decorrentes do diabetes, sem considerar que a incidência de câncer está aumentado assustadoramente em todos os continentes. A escolha de uma alimentação saudável e, portanto, de sua influência na nutrição pode ser considerada a maior determinante para redução do risco das doenças crônicas. Evidências científicas atuais, sobretudo relacionadas às ações dos alimentos funcionais e dos compostos bioativos presentes em maior quantidade nas frutas e hortaliças, demonstram a importância desses compostos para a redução do risco de doenças.

Sabe-se que a alimentação da gestante pode interferir no feto não apenas quanto a seu desenvolvimento intraútero, mas, segundo a teoria do *programming*, ser responsável também pela maior ou menor incidência de doenças crônicas não transmissíveis na fase de maior idade. Com o conhecimento do genoma humano, será possível estabelecer padrões de ingestão alimentar direcionados mais especificamente ao indivíduo. As mudanças alimentares poderão ser então mais eficazes para reduzir o risco de doenças em pessoas geneticamente mais susceptíveis.

As estratégias alimentares devem, cada vez mais, ser elaboradas por equipes multiprofissionais, desde o desenvolvimento da produção agrícola e animal, até a distribuição e o consumo pela população, tudo isso preservando o meio ambiente e garantindo a disponibilidade de alimentos seguros para a população.

Mas, além da redução do risco de doenças crônicas, há ainda outras razões para se implementar programas de alimentação saudável e mudanças no estilo de vida, como, por exemplo, a melhora da qualidade de vida e a consequente incidência menor de doenças em geral, com maior produtividade. A combinação de atividade física, variedade alimentar e interação social extensiva são os perfis de estilos de vida com maior probabilidade de sucesso.

Entretanto, todas essas ações apenas serão efetivas se houver o comprometimento de todos os atores dessa cadeia, ou seja, pesquisadores, governo, indústrias e consumidores. Para eliminar as causas da má alimentação, tanto pela falta quanto pelo excesso, são necessárias ações políticas e sociais das quais programas nutricionais podem ser apenas um aspecto. Guias alimentares estão sendo desenvolvidos em vários países com o objetivo de priorizar a prevenção de deficiências nutricionais e de doenças crônicas. No Brasil, o Ministério da Saúde, em 2004, lançou o *Guia alimentar para a população brasileira*, baseado na família que reflete a cultura do país e a atual preocupação com a relação entre doenças, alimentação e estilos de vida. As recomendações são destinadas a promover o abastecimento e o consumo de alimentos e bebidas saudáveis, com o objetivo de reduzir a prevalência de todos os tipos de doenças relacionadas à alimentação. Nesse guia, há orientações específicas para os governos e para a indústria, objetivos para os profissionais da saúde e orientações para a família. O texto é composto por oito recomendações específicas referentes à alimentação saudável, além de três recomendações especiais sobre a prática de atividade física, o aleitamento materno e a ingestão de bebidas alcoólicas, e todas as recomendações são seguidas de orientações práticas. As principais orientações são aqui citadas resumidamente e focadas nas recomendações dirigidas aos membros da família:

- **A alimentação e as refeições:** fazer refeições variadas e ricas em alimentos com amido, legumes, verduras, frutas e leguminosas; dar preferência às carnes magras (sobretudo de aves), ao leite e derivados desnatados, e a todos os tipos de peixe; diminuir o consumo de alimentos com quantidade elevada de açúcares, gorduras e sal, e consumir pouco ou nada de bebidas alcoólicas.

- **Alimentos fonte de amido:** consumir de cinco a sete porções de grãos, pães, massas, raízes, tubérculos e outros alimentos ricos em amido, de preferência integrais ou minimamente processados, todos os dias.

- **Legumes, verduras e frutas:** consumir entre três ou mais porções de legumes e verduras e entre duas porções ou mais de frutas como parte das refeições principais, das sobremesas e dos lanches, diariamente.

- **Feijões e outros alimentos vegetais ricos em proteínas:** consumir duas porções de leguminosas (feijões) por dia.

- **Alimentos de origem animal:** se consumir alimentos de origem animal, três porções diárias são suficientes; deve-se preferir as carnes magras, o leite e os laticínios com baixo teor de gordura ou totalmente desnatados.

- **Alimentos concentrados em gorduras e açúcares:** se o indivíduo consome alimentos e bebidas com concentrações elevadas de gorduras e açúcares, é importante limitar esse consumo a no máximo uma vez por semana; usar pequenas quantidades de gordura ou óleos quando cozinhar ou à mesa; não adicionar açúcar aos alimentos ou às bebidas.

- **Preparação e processamento dos alimentos:** manter os alimentos perecíveis refrigerados. Quanto menor o consumo de sal, melhor. Evitar acrescentar sal aos alimentos já preparados ou prontos para consumo. Preferir métodos de cocção de alimentos que utilizem temperaturas relativamente baixas.

- **Água:** beber de seis a oito copos de água por dia.

- **Atividade física:** acumular pelo menos 30 minutos de atividade física vigorosa ou moderada todos os dias. Verificar o peso corporal e a medida da cintura e do quadril. Descobrir maneiras prazerosas de se movimentar, como dançar, andar de bicicleta, jogar bola etc.

- **Amamentação:** alimentar os bebês exclusivamente com o leite materno até os seis meses de vida e continuar a amamentação até os dois anos de idade.

- **Bebidas alcoólicas:** é preferível não consumir álcool. Para os que o fazem, limitar o consumo diário a menos de duas doses (homens) e menos de uma dose (mulheres).

A mensagem central do guia alimentar para a população brasileira é a importância da natureza e da qualidade dos alimentos e bebidas para o risco de desenvolvimento de doenças e que as doenças relacionadas com os alimentos podem ser evitadas. Há várias oportunidades para novas ações nacionais e globais, incluindo interações e parcerias, abordagens regulatórias, legislativas e fiscais, enfim, mecanismos de corresponsabilidade.

7 Políticas públicas de alimentação e nutrição

A alimentação e a nutrição constituem direitos básicos de todos os indivíduos da população e devem promover e proteger a saúde, garantindo o potencial de crescimento e desenvolvimento humano, com qualidade de vida e cidadania. A concretização dos direitos humanos, em particular no âmbito da alimentação e nutrição, compreende responsabilidades tanto por parte do Estado quanto da sociedade e dos indivíduos. Ao Estado cabe respeitar, proteger e facilitar a ação de indivíduos e comunidades em busca da capacidade de alimentar-se de forma digna, colaborando para que todo cidadão possa ter uma vida saudável, ativa, participativa e de qualidade. Nas situações em que é inviabilizado ao indivíduo o acesso a uma alimentação e uma nutrição dignas ou em circunstâncias estruturais de penúria, o Estado deve, sempre que possível em parceria com a sociedade civil, garantir esse direito humano. A ação do Estado, nessas situações, deve ser associada a medidas que visem prover as condições para que indivíduos, famílias e comunidades recuperem, dentro do mais breve espaço de tempo, a capacidade de produzir e/ou adquirir sua própria alimentação.

A Política de Alimentação e Nutrição no Brasil teve início em 1930, quando a nutrição foi inserida como objeto de estudo. O Serviço de Alimentação e Previdência Social (Saps) foi criado a fim de melhorar as condições de saúde do trabalhador assalariado e tinha como foco o binômio alimentação/educação. Em 1945 foi criada a Comissão Nacional de Alimentação (CNA), a qual estabeleceu o problema da desnutrição como prioritário no âmbito da saúde pública brasileira e foi responsável por auxiliar o governo no desenvolvimento da Política Nacional de Alimentação.

Apesar da adoção de um plano focado nas relações entre subnutrição e saúde, o único programa concretizado foi o Programa Nacional de Merenda Escolar, apoiado pelo Unicef, pela FAO e pela OMS. Com a extinção da CNA em 1972, foi estabelecido o Instituto Nacional de Alimentação e Nutrição (Inan). Desenvolveu-se então um esquema assistencial pelo qual os programas de alimentação efetivaram a distribuição de alimentos às parcelas populacionais consideradas mais vulneráveis biologicamente. Porém, houve uma superposição de atendimento alimentar tendo em vista o grande número de programas focados em crianças com idade inferior a sete anos.

Entre 1992 e 1996, houve uma redução significativa dos recursos destinados ao setor de alimentação e nutrição, quando comparados ao período da metade final dos anos 1980. No início da década de 1990, os programas de alimentação e nutrição foram praticamente extintos. Houve uma recuperação dos recursos entre 1994 e 1995, porém não de forma sustentável; já em 1996 os recursos sofreram perdas relativas e absolutas, e no ano seguinte o Inan foi extinto. Apesar dos avanços obtidos na alimentação da população pela melhora da renda entre 1993 e 1995, as alterações alimentares não foram suficientes para transformar positivamente o estado nutricional e a saúde da população. Já ao final de 1997 houve uma redução no acesso aos alimentos em virtude da diminuição da renda *per capita* e da elevação do preço da cesta básica.

Ainda na década de 1990, foi inserido o conceito de segurança alimentar na política do País. Em 1993 foi criado o Conselho de Segurança Alimentar (Consea), e em 1994, com a realização da I Conferência Nacional de Segurança Alimentar, foi incorporado o termo **nutricional** à segurança alimentar.

Os países emergentes na atualidade ainda convivem com a desnutrição provocada pela falta de alimentos em quantidade adequada, como também pela má nutrição que gera a obesidade, em decorrência do excesso de consumo de alimentos de baixo valor nutritivo e alto valor calórico. Além do efeito na mortalidade, a desnutrição energético-proteica contribui para a evolução de outras doenças, prolonga o tempo de internação e resulta em sequelas ao desenvolvimento mental. A prevalência dessa condição varia notavelmente nas regiões brasileiras, sendo menor na região Sul e maior na região Nordeste.

Outro ponto prioritário da questão alimentar e nutricional está relacionado às deficiências de micronutrientes, antes centralizadas no trinômio vitamina A, ferro e iodo; hoje já se observam deficiências em relação ao cálcio, ao zinco, ao selênio e à vitamina D, dentre outros.

A deficiência de vitamina A permanece como um problema endêmico nas regiões Norte, Nordeste e Sudeste. Essa deficiência é, ainda, a principal causa da cegueira evitável no mundo, estando associada a uma importante porcentagem de mortes por diarreia em crianças. Com relação à deficiência de ferro, ressalta-se a anemia como problema nutricional de maior magnitude no país, e acomete sobretudo mulheres no período fértil e crianças menores de dois anos de idade. A deficiência de iodo foi bastante minimizada, em especial pela ação governamental da obrigatoriedade de fortificação do sal de cozinha com iodo, mas mesmo assim essa carência também permanece um problema de saúde pública em várias regiões do mundo. Ainda encontram-se crianças com o cretinismo e a surdo-mudez irreversíveis, e acredita-se que o selênio, outro mineral que vem sendo bastante estudado, encontra-se correlacionado com essa deficiência. Trabalhos realizados pelo nosso grupo de estudo – da FCF-USP, têm observado que a nossa população não ingere a quantidade adequada de cálcio, nem de zinco. E certamente as repercussões dessas inadequações poderão ter consequências para o estado de saúde da população em todas as fases da vida. Como já mencionado, a deficiência de selênio, devida principalmente à baixa ingestão, pode ocorrer em populações que habitam regiões onde os solos são deficientes nesse elemento, como, por exemplo, na região de São Paulo.

Assim, quais seriam as medidas políticas que poderiam ser adotadas para melhorar a situação atual?

Em um primeiro momento, poderíamos pensar no incentivo ao aleitamento materno, que ainda não é uma prática muito comum em nosso meio. Um trabalho recente, realizado pela Faculdade de Saúde Pública USP, indica que os percentuais de aleitamento materno exclusivo até os seis meses de vida estão bem abaixo do desejável, em todos os estados analisados, assim como o período de aleitamento, e certamente essa prática tem um forte impacto para a saúde nessa fase da vida.

Como já ressaltado, a disponibilidade de alimentos mais calóricos a custos relativamente baixos tem promovido a obesidade, com todas as consequências decorrentes, como dislipidemias, diabetes, doenças cardiovasculares, câncer, dentre outras. A obesidade no Brasil, da mesma forma que para outros países em desenvolvimento, está se tornando bem mais frequente do que a própria desnutrição infantil, mostrando que a transição alimentar que estamos vivenciando não está ocorrendo para melhor: nossos hábitos alimentares voltados para uma alimentação mais prática, em geral, fora do lar, não têm proporcionado aos indivíduos melhores condições de nutrição e saúde. Assim, o atendimento adequado dos vários núcleos populacionais específicos em suas necessidades nutricionais é outro grande desafio. O alto índice de urbanização e concentração humana nas grandes metrópoles brasileiras demanda que o setor produtivo se organize para responder em volume, qualidade e preço, por meio da utilização de técnicas apropriadas de produção, industrialização, conservação e distribuição dos alimentos.

Constata-se, assim, que é bastante complexa a situação da alimentação e nutrição no Brasil, um país com características epidemiológicas e regionais bastante heterogêneas, no qual coexistem problemas típicos de sociedades subdesenvolvidas e de países desenvolvidos.

Considerando esse perfil nutricional, o dimensionamento das políticas de saúde e nutrição vem sofrendo alterações, e o Ministério da Saúde propôs, já na década de 1990, algumas ações nesse sentido, que transcrevemos a seguir:

1. **Estímulo às ações intersetoriais visando ao acesso universal aos alimentos**: propôs ao setor da saúde a promoção de articulação ampla com outros setores do governo, com a sociedade civil e com o setor produtivo.

2. **Garantia da segurança e da qualidade dos alimentos**: propôs estratégias básicas para o redirecionamento e o fortalecimento das ações da vigilância sanitária, recomendando uma revisão das normas técnicas e operacionais do Sistema Nacional de Vigilância Sanitária referentes a alimentos e serviços de alimentação, com ênfase naquelas relacionadas à prevenção de agravos à saúde. Recomendou ainda a análise de perigos e o controle de pontos críticos – a fim de prevenir as doenças causadas por alimentos e as perdas por deterioração –, bem como a atualização das nor-

mas de racionalização, coordenação e controle dos processos de vigilância sanitária em todos os segmentos da cadeia alimentar e da legislação sanitária nacional sobre alimentos, levando em consideração os avanços da biotecnologia.

3. **Monitoramento da situação alimentar e nutricional:** ações visando ampliar e aperfeiçoar o Sistema de Vigilância Alimentar e Nutricional (Sisvan), cuja atuação deverá compreender a descrição contínua e o prognóstico de tendências das condições de alimentação e nutrição populacional e de seus fatores determinantes. Recomendou ao Sisvan priorizar a gestante e o crescimento e o desenvolvimento infantil. Foi recomendado ainda o monitoramento do estado nutricional individual nas rotinas de atendimento para que se detectem situações de risco e se prescrevam ações que possibilitem a prevenção dos efeitos e a garantia da reversão à normalidade. Determinou que o mapeamento das endemias carenciais fosse feito prioritariamente para evidenciar sua distribuição espacial e indicar a magnitude da ocorrência da desnutrição energético-proteica, da anemia, da hipovitaminose A e da deficiência em iodo. E que o acompanhamento das doenças crônicas não transmissíveis fosse compatibilizado com os sistemas em funcionamento, em termos de coleta, geração, fluxo, processamento e análise dos dados.

4. **Promoção de práticas alimentares e de estilos de vida saudáveis:** ênfase à necessidade de socialização do conhecimento sobre os alimentos e o processo de alimentação, além da prevenção dos problemas nutricionais, desde a desnutrição até a obesidade. Estabelece prioridades no resgate dos hábitos e das práticas alimentares regionais relativas ao consumo de alimentos locais de baixo custo e com valor nutricional elevado e em promover padrões alimentares variados desde os primeiros anos de vida. Recomenda a adoção de hábitos alimentares apropriados para os portadores de doenças cardiovasculares e diabetes *mellitus* para evitar o agravamento dessas enfermidades. Incentiva o aleitamento materno de forma prioritária, além da adoção de medidas voltadas ao controle da publicidade de produtos alimentícios infantis. Recomenda que os bancos de leite humano recebam atenção especial para que suas atividades sejam fortalecidas e incorporadas à rotina dos serviços de saúde.

5. **Prevenção e controle dos distúrbios nutricionais e de doenças nutricionais:** com relação às doenças crônicas não transmissíveis, são recomendadas medidas voltadas para a promoção da saúde e para o controle dos desvios alimentares e nutricionais. Os problemas alimentares relacionados à desnutrição energético-proteica devem ser abordados segundo a cultura familiar, e deve ser enfatizada a prevenção das doenças infecciosas associadas. A distribuição de alimentos e a educação alimentar devem estar associadas à prevenção e ao controle da diarreia e das infecções respiratórias, para que se evite a instalação de quadros de desnutrição ou seu agravamento. Aliada a isso, a vigilância do crescimento e do desenvolvimento infantil, em especial daquelas crianças nascidas com baixo peso, deve ser acompanhada, uma vez que essas crianças são mais vulneráveis à desnutrição e às doenças infecciosas. O acompanhamento do estado nutricional deverá ser incorporado às rotinas assistenciais para atingir todos os estágios de vida em risco, além de possibilitar e desenvolver ações referentes à redução da frequência da desnutrição infantil moderada e grave, da prevalência de anemia e desnutrição maternas, da incidência de baixo peso ao nascer e o acompanhamento desses casos. O enriquecimento alimentar, a orientação educativa e o ferro medicamentoso devem ser utilizados para a redução da anemia ferropriva, associados à adoção de hábitos alimentares apropriados. Ações de fortificação de farinhas de trigo e de milho foram propostas e estão em vigor. Para combater a deficiência em vitamina A nas áreas de risco, recomenda-se a aplicação de megadoses de retinol em caráter periódico e emergencial, além do incentivo à produção e ao consumo de fontes alimentares ricas e, se necessário, o enriquecimento ou a fortificação de alguns alimentos. Com relação à deficiência de iodo, a iodação do sal de consumo doméstico e animal já foram implementadas, e medidas contínuas de controle no processo industrial de adição do iodo e a fiscalização de produtos para consumo são recomendadas. O estímulo ao aleitamento materno deve ser utilizado como estratégia de redução de incidência, duração e gravidade das diarreias e das infecções respiratórias agudas ainda nos primeiros meses de vida. A ampliação da duração do aleitamento materno exclusivo até os seis meses de idade e o aleitamento combinado com a introdução de alimentos adequados até o segundo ano de vida devem ser estimulados.

6. **Promoção do desenvolvimento de linhas de investigação:** com o objetivo de esclarecer aspectos particulares e gerais de alguns problemas, deve-se avaliar a contribuição dos fatores causais envolvidos e indicar as medidas apropriadas para seu controle. As linhas de destaque, quando essas propostas foram descritas, basearam-se no problema da desnutrição energético-proteica e no melhor conhecimento da epidemiologia das anemias e da deficiência de vitamina A. Hoje poderia ser incluída a obesidade. Os estudos da relação entre doenças crônicas não transmissíveis e o perfil da dieta devem ser ampliados, e as suas conclusões devem ser difundidas. As investigações e os estudos viabilizarão a criação de tabelas nacionais sobre composição e valor nutricional dos alimentos e das principais preparações culinárias, com ênfase especial aos aspectos da biodisponibilidade de ferro e de vitamina A, além do estabelecimento de padrões alimentares regionalizados para todos os estágios de vida.

7. **Desenvolvimento e capacitação de recursos humanos em saúde e nutrição:** para que o setor da saúde possa contar com pessoal qualificado e em quantidade suficiente. A capacitação deverá preparar os recursos humanos para a operacionalização de um elenco básico de atividades, entre as quais: avaliação de casos, eleição de beneficiários e seu acompanhamento nos serviços locais de saúde, prevenção e manejo adequado de doenças que interferem no estado nutricional ou de condições alimentares e nutricionais que atuem como fatores de risco no desenvolvimento de doenças, em especial as de natureza crônica não transmissível.

8 Conclusões

Avaliando todos os aspectos da segurança alimentar e nutricional sustentável, e a grande responsabilidade de todos os atores sociais para a concretização desses ideais, podemos concluir que essa não será uma tarefa fácil.

Teoricamente, como descrito aqui, não há dificuldade para descrever o que seria necessário; entretanto, como pode ser observado, o Ministério da Saúde estabeleceu normas e recomendações na década de 1990, e ainda hoje deparamos com os mesmos problemas anteriores a essas orientações. Existe boa vontade de todos os setores para que as metas de segurança alimentar sejam alcançadas; porém, dadas as dimensões de nosso país e as dificuldades de entrosamento entre todos os setores envolvidos, estamos ainda longe de obter o sucesso esperado. Na atualidade, conseguimos perceber alguns avanços, no entanto eles são muito pequenos. Se houvesse um melhor planejamento, com ações estratégicas integradas com todos os atores sociais, e se estes se dedicassem inteiramente a esse processo, por certo, os avanços seriam mais evidentes.

O que observamos hoje é que todos os movimentos nesse sentido, como, por exemplo, os Conseas tanto em nível federal quanto estadual, estão representados por profissionais e demais membros da sociedade civil que dividem seu tempo entre muitas outras atividades. Há a necessidade de que as discussões de temas tão importantes passem de uma abordagem teórica para uma prática efetiva, o que é muito difícil nesse contexto. A criação de um Instituto de Nutrição que unisse todas as áreas afins, idealizado em bases atuais, modernas, com recursos para atuação de forma gerenciada, poderia ser uma solução para melhorar as condições de vida e longevidade com saúde de nossa população.

Referências bibliográficas e leitura complementar

Belitz, H. D.; Grosch, W.; Schieberle, P. *Food chemistry*. 3. ed. Springer, 2004. P. 474-504. Berlin, Heidelberg, New York.

Brasil. Ministério da Saúde – Secretaria de Atenção à Saúde. Departamento de Atenção Básica. *Política nacional de alimentação e nutrição*. 2. ed. rev. Brasília: Ministério da Saúde, 2003. 48p.

Brasil. Ministério da Saúde. Secretaria de Atenção à Saúde. *Guia alimentar para a população brasileira*. Brasília: Ministério da Saúde, 2004.

Brasil. Ministério da Saúde – Secretaria de Políticas de Saúde. Política nacional de alimentação e nutrição do setor saúde. In: *Revista de Saúde Pública*, v. 34, n. 1, p. 104-8, 2000.

Cole, M. B.; Tompkin, R. B. Microbiological performance objectives and criteria. In: Sofos, J. (ed.), *Improving the safety of fresh meat*. Cambridge: Woodhead Publishing Ltd., 2005.

Cozzolino, S. M. F. *Biodisponibilidade de nutrientes*. 3. ed. Barueri: Manole, 2009. 1.172p.

Cummings, J. H et al. Dietary fibre: an agreed definition. Lancet, v. 373 jan., p. 365-6, 2009.

Doyle, M.; Beuchat, L. Food microbiology: Fundamentals and frontiers. 3. ed. Washington, D. C., USA: ASM Press, 2007. 1.056p.

FAO. Assuring food safety and quality: guidelines to strengthening national food control systems. *FAO Food and Nutrition*, p. 76, 2003.

FOOD AND NUTRITION BOARD, INSTITUTE OF MEDICINE. *Dietary reference intakes for calcium, phosphorus, magnesium, vitamin D, and fluoride*. Washington D. C.: National Academic Press, 1997.

FOOD CONTROL Impact of food safety objectives on microbiological food safety management. (Proceedings of a workshop held on 9-11 April 2003, Marseille, France) v. 16, n. 9, p. 775-832, 2005.

FRANCO, B. D. G. M.; LANDGRAF, M. *Microbiologia dos alimentos*. São Paulo: Atheneu, 1996. 182p.

FROZI, D. S.; GALEAZZI, M. A. M. Políticas públicas de alimentação no Brasil: uma revisão fundamentada nos conceitos de bem-estar e de segurança alimentar e nutricional. *Cadernos de Debate*, v. XI, p. 58-83, 2004.

HALLBERG, L.; ASP, N. G. *Iron nutrition in health and disease*: The Swedish Nutrition Foundation. 20th International Symposium, John Libbey & Company Ltd., 1996. 364p.

ICMSF. Microrganisms in foods 7. *Microbiological Testing in Food Safety Management*. Nova York: Kluwer Academic/Plenum Publishers, 2002.

ICMSF. Guia simplificado para a compreensão e uso de Objetivos de Inocuidade de Alimentos (FSO) e Objetivos de Desempenho (PO). Disponível em: <http://www.icmsf.iit.edu/pdf/FSO%20Ojectives/GuiaSimplificadoPO.pdf>. Acesso em: 2010.

IOM (INSTITUTE OF MEDICINE). Dietary reference intakes: applications in dietary planning. Washington, D. C.: National Academy Press, 2003. Disponível em: <http://www.nap.edu>. Acesso em: 10 ago. 2010.

_____. Dietary reference intakes for energy, carbohydrate, fiber, fat, fatty acids, cholesterol, protein, and amino acids. Partes 1 e 2. Washington, D. C.: National Academy Press, 2002. Disponível em: <http://www.nap.edu>. Acesso em: 10 ago. 2010.

_____. Dietary reference intakes: for calcium, phosphorus, magnesium, vitamin D, and fluoride. Washington, D. C.: National Academy Press, 1997. 432p. Disponível em: <http://www.nap.edu>. Acesso em: 10 ago. 2010.

_____. Dietary reference intakes: for thiamin, riboflavin, niacin, vitamin B_6, folate, vitamin B_{12}, pantothenic acid, biotin, and choline. Washington, D. C.: National Academy Press, 1998. 564p. Disponível em: <http://www.nap.edu>. Acesso em: 10 ago. 2010.

_____. Dietary reference intakes: for vitamin C, vitamin E, selenium and carotenoids. Washington, D. C.: National Academy Press, 2000. 506p. Disponível em: <http://www.nap.edu>. Acesso em: 10 ago. 2010.

_____. Dietary reference intakes for vitamin A, vitamin K, arsenic, boron, chromium, copper, iodine, iron, manganese, molybdenum, nickel, silicon, vanadium and zinc. Washington, D. C.: National Academy Press, 2002. Disponível em: <http://www.nap.edu>. Acesso em: 10 ago. 2010.

_____. Dietary reference intakes: a risk assessment model for establishing upper intake levels for nutrients. Washington, D. C.: National Academy Press, 1998. 71p. Disponível em: <http://www.nap.edu>. Acesso em: 10 ago. 2010.

IUFoST Scientific Information Bulletin. *Chemical hazards in foods*. Disponível em: <http://www.iufost.org/reports_resources/bulletins>. Acesso em 2010.

IUFoST Scientific Information Bulletin. *Food allergy*. Disponível em: <http://www.iufost.org/reports_resources/bulletins>. Acesso em 2010.

Jemra. *Training and technology transfer*. Disponível em: <http://www.fao.org/es/esn/jemra/transfer_en.stm>. Acesso em 2010.

Jouve, J. L; Stringer, M. F.; Baird-Parker, A. C. *Food Safety Management Tools*. ILSI-Europe, Brussels, Belgium, 1998. 1998.

Leitzmann, C.; Cannon, G. The new nutrition science: principles. *SAJCN*, 18(2), 2005, p. 124-128.

Mannar, M. G. V.; Dunn, J. T. *Salt iodization for the elimination of iodine deficiency*. International Council for Control of Iodine Deficiency Disorders, ICCIDD/MI/UNICEF/WHO Publication, 1995. 126p.

Midio, A. F.; Martins. D. I. *Toxicologia de alimentos*. São Paulo: Varela, 2000. 294p.

Montville, T. J.; Matthews, K. R. *Food microbiology;* an introduction. 2. ed. Wasington, USA: ASM Press, 2008.

Riemann, H. P.; Cliver, D. O. *Foodborne infections and intoxications*. 3. ed. Oxford, UK: Academic Press, 2006. 903p.

WHO-FAO. *Human vitamin and mineral requirements*. Roma, 2002. 286p. Disponível em: <http:/www.fao.org/es/ESN/Vitrni/vitrni.html>. Acesso em: 10 ago. 2010.

World Health Organization. Diet, nutrition and the prevention of chronic diseases". *Technical Report Series*, n. 916. Genebra, 2003.

_____. Life in the 21st century: a vision for all. *The World Health Report 1998*. Genebra, 1998.